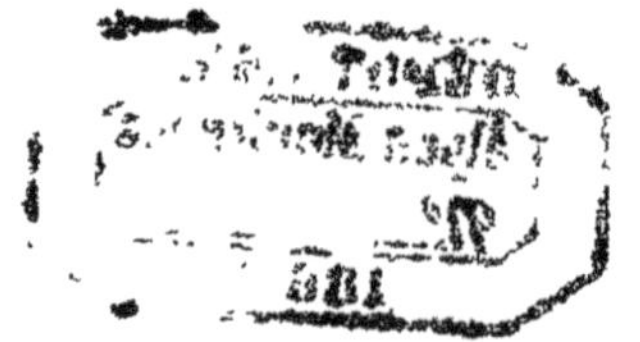

OUVRAGES DU MÊME AUTEUR.

Fistule aérienne du Larynx, considérations anatomo-physiologiques sur la voix et la parole, dans le 2me numéro du *Journal de physiologie* de Magendie, 1829 et les nos de juillet et d'août 1829 des *Annales physiologiques* de Broussais.

Propositions de physique applicables à la médecine : et mécanisme matériel de l'intelligence. — Thèse. Montpellier 1832.

Choléra de Toulon en 1835, appréciation des causes qui le rendirent si terrible, et moyens d'en atténuer les funestes effets. Publié dans les bulletins de l'Académie en 1846 et en 1848, chez J. B. Baillière, à Paris; L. Laurent, libraire, à Toulon.

Mémoire sur l'hygiène navale, publié par ordre du prince de Joinville, dans les *Annales maritimes*, 1839, 2me partie, tome 2, page 948.

Feuilletons sur et contre l'homœopathie, Journal le *Toulonnais*, du 12 décembre 1849 au 19 janvier 1850.

Cephalœmatôme très volumineux, guéri sans opération par un moyen nouveau. *Union médicale*, 1849, page 442.

Injections d'iode dans les articulations : (**Hydarthrose** du genou guérie par les), *Union médicale*, 1851, page 380.

Non contagion du choléra, de ses causes et de son traitement général. *Union médicale*, 22 et 29 juillet, 8 et 15 août 1854.

Projet de Synthèse cholérique basé sur les observations faites en 1835, 1849, 1854, présenté à l'Institut en 1856.

Vitalisme et organisme, *France médicale*, nos 33, 34, 35, 36 et 37, 1856.

Synthèse goutteuse (et traitement rationnel de la goutte). Par un goutteux héréditaire.

De la Fièvre Puerpérale devant l'Académie Impériale de Médecine et des principes de l'hygiène et de l'organicisme appliqués à la solution de cette question. — 1860. Paris. J-B. Baillière et Fils.

Lettre au docteur Simplice, sur la Congestion apoplectiforme. — 1861.

Lettre au docteur Bouyer Louis, à propos de son observation sur la diathèse purulente. *Union médicale*. — 1862.

Mariages consanguins. Article. *Union III*, page 513. — 1863.

Lettre au docteur Chavanne, à propos de la demande de retraite du professeur T*** — 1864.

Pronation douloureuse de l'avant bras chez les jeunes enfants, moyen simple d'y remédier. Article. *Union*, n° 55. — 1864.

Tentative de suicide par le chloroforme à l'intérieur. Article. *Union*, n° 87 et *Journal de Médecine* de Rouen, n° 12. — 1864.

A

M. LE PROFESSEUR J. CLOQUET

MEMBRE DE L'INSTITUT,

CHIRURGIEN CONSULTANT DE L'EMPEREUR, etc.

Votre nom a été cause, sans doute, de l'attention qu'une partie du monde médical a accordé à mon livre « *de la Fièvre Puerpérale devant l'Académie de Médecine* » permettez donc, je vous en prie, que je me serve du même moyen pour que mon travail sur *l'Air Marin*, résumé de vingt-cinq années de service dans la médecine navale, ne passe pas inaperçu : chacun devant être bien persuadé, en effet, qu'un livre illustré d'un nom comme le vôtre ne saurait être dépourvu de choses vraies, pratiques ou scientifiques, plus ou moins utiles à vulgariser.

Votre très-reconnaissant et très-respectueux
serviteur et ami,

MARTINENQ, D-M.

GRASSE. — Typographie et Lithographie H. IMBERT, Place des Aires.

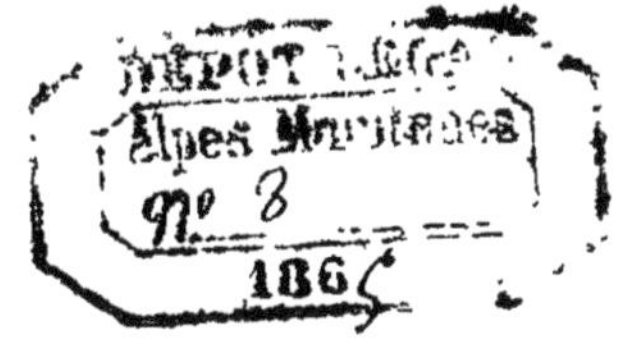

DE

L'AIR MARIN

DE SON INFLUENCE

SUR L'ORGANISME EN GÉNÉRAL

ET EN PARTICULIER

SUR CELUI DES PHTHISIQUES PULMONAIRES

par le Docteur MARTINENQ,

DOCTEUR EN MÉDECINE, CHIRURGIEN DE MARINE DE 1re CLASSE,
MEMBRE CORRESPONDANT DE LA SOCIÉTÉ ACADÉMIQUE MÉDICALE DE ROUEN
ET DU PANTHÉON (PARIS), DE LA SOCIÉTÉ MÉDICALE D'ÉMULATION
DE LA FLANDRE OCCIDENTALE, DE LA SOCIÉTÉ D'AGRICULTURE, D'HORTICULTURE
ET D'ACCLIMATATION DE NICE, ETC, OFFICIER DE LA LÉGION-D'HONNEUR.

PRIX : 1 fr. 25.

PARIS

J.-B. BAILLIÈRE ET FILS

LIBRAIRES DE L'ACADÉMIE IMPÉRIALE DE MÉDECINE,

Rue Hautefeuille, 9,

LONDRES	NEW-YORK	MADRID
HIPPOL. BAILLIÈRE,	CH. BAILLIÈRE,	BAILLY-BAILLIÈRE,
219, Régent-Street.	440, Broadway.	Plaza del Principe Alfonso.

— 1865. —

DE

L'AIR MARIN

DE SON INFLUENCE SUR

L'ORGANISME EN GÉNÉRAL

ET SUR CELUI DES

PHTHISIQUES PULMONAIRES EN PARTICULIER.

Amicus Plato, sed magis amica veritas.

PREMIÈRE PARTIE.

L'air marin est-il utile ou nuisible aux phthisiques?..

M. le docteur R** (1) a avancé qu'il leur était funeste d'une manière absolue! Je ne pense pas ainsi, et je demande la permission d'énumérer les raisons sur lesquelles se fonde mon opinion :

L'auteur cité a dit : « *à bord des navires la phthisie pulmonaire marche avec plus de rapidité qu'à terre.* »

Sans discuter la vérité absolue d'une pareille proposition, je crois pouvoir affirmer que dans le plus grand nombre des cas où elle paraît vraie, ce n'est pas, comme l'observe M. R***, parce que l'air marin, est toujours contraire à cette maladie en général; ce n'est pas parce-qu'il l'influence toujours en mal, parce qu'il rend cette maladie aiguë et prompte en sa marche, parce qu'il

(1) *Union Médicale*. 1861, N° 116, page 606, Rapport de M. Blache sur un mémoire de M. Garnier, intitulé : *de l'Influence de l'air marin sur la Phthisie Pulmonaire*, d'après la statistique officielle de la mortalité dans les hôpitaux maritimes : *séance de l'Académie du 24 septembre 1861.*

parait ne pas s'opposer toujours à ses désordres et les activer souvent au contraire : mais bien, selon moi, parce que : 1° l'air intérieur d'un navire par sa viciation permanente et profonde, en mer surtout, (air bien différent de l'air marin proprement dit) rend toute *désorganisation* plus facile et plus rapide.

2° Parce que les matelots sont forcément soumis ordinairement, à la plus mauvaise hygiène possible quant à l'air, au chaud, au froid, à l'humidité, aux vêtements, à la discipline, à la propreté, au régime alimentaire et à toutes les conditions extérieures et intérieures reconnues indispensables pour la bonne santé : ainsi que je l'ai dit, en 1839, dans un mémoire sur *l'hygiène navale*, imprimé dans les annales maritimes (2e partie, tom. 2), par ordre de M. le prince de Joinville, alors chef d'état major de l'escadre du Levant, où j'étais chirurgien-major du vaisseau amiral ; et comme pourraient encore mieux l'affirmer les chirurgiens de marine actuellement au service, aujourd'hui que la transformation de la flotte en navires à vapeur et blindés ou cuirassés a rendu l'hygiène du bord encore plus mauvaise dans les pays chauds surtout.

L'auteur cité ajoute ; « *les hôpitaux des ports, les stations navales, les infirmeries des escadres, sont encombrés de phthisiques qui viennent expirer là, victimes de la mer, des climats et* D'UNE FUNESTE ERREUR MÉDICALE. » Ces paroles tendraient à renverser, comme l'observe M. le Rapporteur, une opinion basée sur des faits très-nombreux, parmi lesquels je ne citerai en passant, que celui de l'impératrice d'Autriche que Madère et Corfou, où l'on ne va qu'en traversant la mer et qui sont entourés d'eau salée, ont fait revivre naguères. Faits appréciés pourtant par les plus hautes comme par les plus sûres intelligences médicales de tous les temps. Eh bien ! heureux de me trouver d'accord avec elles, je crois pouvoir assurer qu'il y a là presque autant de propositions hasardées que de mots.

Avant de continuer je demande pardon à mon très-honoré confrère de ne pas penser comme lui, il cherche et veut la vérité comme moi, et il n'ignore pas, sans doute, que la vérité ne surgit que du choc et de l'indépendance des opinions.

Je ne dirai pas qu'il n'existe point de phthisiques tuberculeux (car c'est de ceux-là qu'il doit être question ici pour finir de s'entendre) dans les lieux indiqués par Mr R**; mais j'oserai affirmer qu'il en existe beaucoup moins qu'il ne l'assure.

J'ai beaucoup fréquenté aussi ces lieux. Pendant vingt-cinq ans de service, j'ai été aussi douloureusement affecté que lui d'y rencontrer tant de maladies aiguës ou chroniques des organes de la poitrine, mais de vraies phthisies tuberculeuses, je crois n'y en avoir observé que peu, en comparaison du nombre des autres affections thoraciques.

« L'étiquette phthisie est un titre malheureux, imposé à une maladie dont les éléments pathologiques et pathogéniques sont excessivement nombreux et variables, » a dit Piorry (*Séance de l'Académie du 1er octobre 1861*), et il a ajouté : « qui dit phthisie parle de la maladie chronique avec sueurs, diarrhée, amaigrissement progressif, etc. etc... Or il y a un grand nombre de lésions pulmonaires qui donnent lieu à ces symptômes dits phthisiques sans cacher sous eux la vraie phthisie tuberculeuse, la seule vraie. »

A ces courtes réflexions diagnostiques sur les maladies pulmonaires des marins, joignons les considérations étiologiques suivantes, que la longue connaissance des lieux et des *us* maritimes m'ont, depuis bien longtemps, inspirées, et des quelles on ne saura dire, en les plaçant ici : « *non erat hic locus.* »

Ces maladies thoraciques, en effet, comment ne seraient-elles pas fréquemment produites chez les matelots? Comment leurs récidives ne seraient-elles pas aussi fréquentes et aussi inévitables? Comment ne deviendraient-elles pas interminables? Comment ne finiraient-elles pas, le plus souvent, par la mort et avec les symptômes de la fièvre hectique, qui accompagne toute lésion organique, chronique, profonde, invétérée? De cette fièvre hectique, symptôme ou signe d'un mal rongeur, — laquelle a fait créer ou du moins adapter aux périodes terminales de presque toute maladie désorganisatrice, le mot expressif et caractéristique *Dessèchement!* — chez ceux qu'on sait soumis à l'hygiène du bord et aux exigences du service militaire naval si contraires à la santé?

J'ai fait connaître ma façon de penser sur tout cela dans le mémoire cité. Depuis lors ma conviction n'a fait qu'augmenter; et après vingt-cinq ans de service dont quinze à la mer, et plusieurs passés comme prévôt dans les hôpitaux maritimes de Toulon, je crois avoir assez de droits et de compétence pour entrer en lice et prétendre, contrairement à l'avis de l'honorable chef de service en question, que si les marins meurent en foule de maladies de poitrine, avec plus ou moins d'apparences et de traces anatomiques tuberculeuses, ils ne le doivent pas à *l'air marin*, mais à une très-mauvaise hygiène dépassant en puissance morbigène le pouvoir bienfaisant, non contestable, de l'air marin pur, et exempt de toute altération ou viciation quelconque; influence heureuse, reconnue et proclamée à l'envi, d'une manière relative toutefois, par tous les médecins qui se sont occupés de la recherche des modificateurs utiles à certaines affections pulmonaires.

J'ai dit, depuis vingt-deux ans, dans mon mémoire sur l'hygiène navale: « *Une grande partie, sinon toutes les causes de maladie se trouvent réunies à bord d'un vaisseau.* » Nous allons revenir sur les preuves.

Entrons dans un vaisseau en rade, c'est-à-dire dans la circonstance la plus convenable à la santé de ses habitants. Qu'y verrons-nous? un ordre et une propreté apparente admirables, sans doute! mais ensuite?... ensuite! écoutez:

mille hommes par ex. là ou trois cents seraient de trop. Un travail incessant et excessif souvent; une nourriture et des vêtements insuffisants, un sommeil constamment interrompu, une humidité froide ou chaude permanente, un air vicié profondément, en dehors même de l'encombrement, par mille causes que nous ferons ressortir en continuant. Voilà les conditions passablement anti-hygides générales de la vie maritime toujours, toujours présentes même dans ses plus favorables périodes.

Voici maintenant les éventuelles, non aussi inévitables et incessantes que les premières mais peu s'en faut :

Lavage du linge et du bâtiment avant le jour, quels que soient la saison, la température, le temps même trop souvent; c'est-à-dire avec ou sans pluie, qu'il gèle ou non, sous le pôle ou l'équateur, l'hiver comme l'été, etc. etc. parce que l'ordre de service l'indique sans restriction. *Service* dans les embarcations à toute heure du jour et de la nuit, tantôt à la voile, — ce qui expose les canotiers à être mouillés par l'eau de mer,— tantôt à la rame,— ce qui les fait suer abondamment, — et dans ces états d'excitation, d'humidité ou de sueur, *obligation* d'attendre le long des quais, ou des navires, ou sur des plages lointaines, trop souvent malsaines, le moment parfois très-éloigné du retour à bord; et quelquefois, sans avoir à leur disposition un moyen quelconque de préservation contre le refroidissement; moyen dont les chevaux de la voiture d'un propriétaire soigneux ne manqueraient pas d'être pourvus en pareille circonstance. *Exercices divers* plus ou moins excessifs mais toujours fatigants, provoquant aussi une agitation et une sueur considérables. *Exercices* après lesquels le matelot, si c'est en été surtout, n'a pour résister aux vents coulis variés se formant de tous côtés, dans les batteries à sabords ouverts où il lui est permis de se reposer, qu'un pantalon de toile blanche, une chemise de toile, une cravate qui n'entoure le cou qu'en partie, un chapeau de paille, point de bas, parfois même point de souliers, puis, la chaleur naturelle et ses bras croisés sur la poitrine.

C'était ainsi, en 1843, époque où je quittai le service. Je désire vivement qu'il n'en soit plus de même aujourd'hui dans l'intérêt de cette si précieuse classe d'hommes nommés *matelots*, dont la formation et l'éducation spéciale est si longue à faire, et qui une fois terminée leur donne une valeur quadruple de celle des autres serviteurs de l'état, puisqu'ils sont presque tous marins, soldats, canonniers et artisans, c'est-à-dire charpentiers, cordiers, calfats, voiliers, forgerons etc. etc. Classe d'hommes insoucieux du danger qu'ils affrontent sans cesse ; de la santé et de la vie qu'ils exposent pour rien, et susceptibles de tous les dévouements ainsi que de tous les actes d'abnégation, d'énergie et de courage !.

Nous venons de voir le matelot en rade, suivons-le maintenant à la mer :

Le navire quitte le port, dès lors les conditions anti-hygiéniques augmentent autour de lui en nombre et en puissance, selon des proportions indéterminables. La nuit survient, les vents, les orages se déclarent, la houle les suit, et obligent de fermer toutes les ouvertures, sabords, hublots, écoutilles, etc., etc. ; les oscillations incessantes du bâtiment remuent les eaux profondes et gâtées de la calle ; les émanations viciantes des soutes à provisions se mêlent à toutes ces autres causes d'altération de l'air, parmi lesquelles dominent les excrétions et les gaz expirés par un nombre d'hommes entassés dans un espace cent fois trop petit souvent, mais toujours au moins très insuffisant, d'où, augmentation de la lente et positive asphyxie qui agit sans cesse plus ou moins à bord, même pendant le jour, mais durant la nuit surtout. Humidité chaude de l'intérieur du navire combinant ses effets avec l'humidité froide du pont. Sommeil régulièrement interrompu de quatre heures en quatre heures. Augmentation du travail d'une manière quelquefois incroyable[1], et durable si un mauvais temps survient, et alors, à l'inverse des autres professions, c'est lorsque tout repose ou cherche un abri sur la terre que le marin veille, travaille, sue, se fatigue, est mouillé pendant quatre heures consécutives, pour se mouiller et s'agiter de nouveau, après avoir passé les quatre heures précédentes dans le milieu vicié de l'intérieur, et ainsi successivement pendant toute la durée de la tempête et de la pluie. C'est précisément, en effet, alors que tout travail à l'air libre devrait cesser et paraît impossible ou dangereux à terre, que l'homme de mer s'agite, se fatigue le plus, qu'il use davantage ses forces, son énergie, sa santé et qu'il expose à chaque instant sa vie pour lutter contre les phénomènes météorologiques qui balottent sa mobile et malsaine habitation, quelque grande qu'elle soit, le fut-elle plus encore que le *Léviathan* (qui quoique immense a su faire éprouver à ses passagers des émotions passablement terrifiantes), qui la ballottent, disons-nous, comme une demi-coquille de noix que des enfants agiteraient à l'envi dans un petit baquet plein d'eau.

C'est quand on a passé par là qu'on sent toute la beauté véridique des vers du poète antique :

> Illi robur et œs triplex
> Circa pectus erat, qui fragilem truci
> Commisit pelago ratem,
> Primus.

Ah! Horace avait bien raison, aussi les heureux habitants de la terre me permettront-ils, j'espère, la traduction libre suivante de ces vers de plus en plus remarquables d'exactitude :

« Ils ont et ils doivent avoir l'âme chevillée et rivée dans le corps, ceux qui résistent aux causes si nombreuses et si puissantes de désunion de notre dualité, sur-accumulées avec tant de luxe dans le *fragilem ratem*, au moyen duquel l'homme a voulu s'emparer de l'élément propre à une espèce aussi différente de la sienne que les poissons ! ! » On ne change pas sans grands dangers les décrets éternels. L'homme veut supprimer la douleur et il meurt par le chloroforme ; il a voulu vivre sur l'eau et il abrège sa vie.

Joignons maintenant à ces raisons locales de démolition organique, les non moins nombreuses et décisives causes extérieures de désorganisation auxquelles les hôtes de ce *fragilem ratem* sont exposés, bien plus aujourd'hui encore que jadis en raison de la suppression relative des distances par la vapeur.

Aujourd'hui, en effet, presque plus de transition graduée pour les marins du chaud au froid, de l'humidité à la sécheresse, d'un air dense à un air raréfié, d'un milieu pur aux lieux empestés par des émanations susceptibles de déterminer les maladies les plus générales et les plus profondes (fièvre jaune, choléra, peste, fièvre pernicieuse, dyssenterie, etc., etc.) d'un régime plus ou moins sain et forcément sobre et restreint, ainsi que ce que nous dirons de la ration le prouvera surabondamment, à l'abondance ou à la facilité de faire des excès en tous genres ; excès auxquels le marin se livre d'autant plus volontiers qu'il a été obligé de s'infliger le plus de privations : En d'autres termes, passage plus ou moins rapide du pôle à l'équateur des régions glacées aux zones torrides, des lieux les plus sains aux contrées les plus pathogénétiques, des climats les plus tonifiants aux colonies les plus débilitantes. Et si à tout ce qui précède on ajoute certains accidents éventuels de mer, tels que : échouages, guerre, avec ses croisières interminables, ses combats, ses transes, ses succès, ses revers, les prisons, la nostalgie, une faiblesse naturelle ou relative de certaines organisations, on avouera qu'il n'est pas de profession humaine plus fatigante, plus spoliative, plus débilitante, plus pathogénique, plus *usante* enfin que celle du rude et non naturel métier de la mer : et que si dans ces temps-ci, l'on a fait un pas en avant en doctrine médicale, en mettant en doute la vérité absolue de la théorie de l'hétérogénie ou de l'évolution spécifique du tubercule, pour l'explication définitive du développement et des ravages de la phthisie pulmonaire tuberculeuse ou exquise ; et que si, avec Graves, (page 602 du 1er vol. de *ses Leçons de clinique médicale* et avec tant d'autres éminents maîtres que tout le monde connaît), on pense que le tubercule peut n'être qu'un effet d'un état morbide général et non une cause locale essentielle ; un résultat enfin d'une nutrition mauvaise, pervertie ou insuffisante, on comprendra facilement, après avoir lu ce qui précède et ce qui va suivre sur la ration du marin (c'est-à-dire sur le défaut de moyens de restauration dont il devrait pouvoir disposer pour rattraper ce qu'il a perdu, pour rentrer au moins dans ses fonds), on comprendra, dis-je, facilement que l'homme de mer se trouvant plus que tout autre dans des conditions voulues pour que sa santé se détraque, pour que sa nutrition se détériore, pour que tous ses organes, et les pulmonaires en particulier, s'affectent, on comprendra sans difficulté répéterons-nous, que cet homme puisse montrer plus souvent et plus facilement qu'un autre des maladies thoraciques, même de celles à forme ou à symptômes tuberculeux, sans être obligé d'en rendre responsable un agent *(l'air marin pur)* qui jusqu'à présent avait été admis, sans conteste sérieuse comme un excellent *tonifiant*, et qui l'est effectivement.

En ne pas saisissant les vraies causes des maladies auxquelles les matelots sont le plus sujets, M. R*** a pris le change. Ces causes agissaient sous ses yeux sans qu'il s'en doutât à ce qu'il paraît ; ou au moins, et je crois plutôt devoir admettre ceci : *sans qu'il leur accordât l'importance qu'elles méritent*, elles agissaient, disons-nous, conjointement avec *l'air marin* ; en méconnaissant leur influence principale et directe, il n'a pu accuser, des phénomènes morbides qu'il a vu et qui l'ont si vivement impressionné, que l'agent qui le préoccupait. Nous verrons bientôt combien ces autres causes sont toutes puissantes, pourtant, pour troubler la santé des hommes continuellement soumis à leur influence fâcheuse.

Une autre raison d'erreur a été, sans doute, l'observation qu'il a dû faire comme beaucoup d'autres, du reste, du mal que l'air marin pur peut produire sur certaines nuances, ou quelques degrés de maladies pulmonaires tuberculeuses ou non. Mais à propos de cela, il aurait dû se rappeler que les meilleurs remèdes d'une maladie ne peuvent pas être donnés avec le même succès à toutes les périodes de cette maladie. La saignée est certainement un des remèdes les plus sûrs et les plus avérés de la pneumonie ? Eh bien ! très certainement aussi la saignée peut être nuisible à certains pneumoniques ; comme l'air marin qui a aidé à ressusciter l'impératrice d'Autriche, par exemple, pourra tuer tout autre phthisique, ou au moins exaspérer l'affection pulmonaire de tout autre individu ne se trouvant pas dans les conditions organiques et extérieures de l'impératrice, pour en être aussi avantageusement modifié : et cela, sans qu'on puisse être en droit de dire, que cet agent est absolument contre indiqué dans les maladies qu'il exaspère quelquefois selon leur degré ou la sensibilité individuelle ; qu'il ne peut jamais être avantageusement placé dans leur traitement ; et qu'enfin toutes les améliorations, toutes les guérisons constatées et annoncées par tant d'esprits médicaux éminents ne sont que des illusions, n'ayant servi à étayer qu'*une funeste erreur médicale*.

L'absolu n'est pas de ce monde, le relatif seul y domine et doit être la seule chose à rechercher par notre faible et ignorante intelligence.

Que M. R*** vienne à Cannes, à Nice ou à Antibes et à Monaco, et les preuves contraires à son opinion, ainsi que celles de l'exactitude de la façon de penser de ses contradicteurs ne lui manqueront pas. Ma conviction est telle ment profonde que je ne doute pas un seul instant que M. de Piétra Santa, de retour de sa mission, lui tiendra les mêmes propos. Et je ne m'étais pas trop avancé en disant cela puisque l'*Union* N° 186, confirme ma supposition.

M. R* pourrait, s'il effectuait ce voyage, rencontrer des preuves apparentes de l'inefficacité de l'air marin *chaud* de ces pays contre *toutes* les maladies pulmonaires, mais les preuves de l'efficacité non équivoque de cet agent sur un bien plus grand nombre que celui de celles qui s'en sont trouvées mal, lui seraient fournies en masses; et cela suffirait, je pense, à son esprit juste et élevé pour exonérer dorénavant l'air marin des charges accablantes dont on serait porté à le rendre seul responsable, d'après lui !

L'air marin n'a pas la prétention exorbitante de guérir la phthisie pulmonaire quand elle est décidément inguérissable, et cela arrive trop souvent. Mais il persiste à croire, avec les meilleurs observateurs auxquels nous osons humblement nous joindre, qu'il retarde au moins souvent alors l'époque fatale; ce qui n'est pas peu faire dans ce monde où personne n'a la prétention de durer toujours, et où chacun veut rester ordinairement le plus longtemps possible pour soi et pour ses affaires, d'abord, puis pour les autres quelquefois. Cet air marin sait aussi, que (bon nombre de fois même, si l'on veut) lorsqu'on lui fait influencer des malades arrivés à un tel point de lésion organique, que le moindre modificateur excitant, ou irritant, ou perturbateur quelconque doit ou peut activer le mouvement désorganisateur irrésistible et implacable commencé, il peut être cause, comme tout agent actif, du rapprochement du moment suprême ! mais dans ces cas, il croit devoir partager au moins la responsabilité du résultat funeste obtenu, avec les médecins qui, n'ayant pas su diagnostiquer le degré ou la *nature* du mal, ont cru pouvoir ordonnancer comme s'il n'y avait dans le genre humain qu'une organisation, qu'une phthisie et qu'un remède à ce mal.

Rappelons-nous toujours la proposition désolante de Sthall ! :

« Sur dix malades il en meurt sept de remèdes donnés à trop forte dose ou mal à propos ! ! ! »

Ah ! que je voudrais bien voir cette sentence écrite en longues lettres dorées dans toute officine de pharmaciens et de sœurs de charité ; dans toute salle d'école ou d'hôpital ; dans tout cabinet de médecin du premier, et du second ordre surtout, et tout n'en irait pas plus mal, je pense.

Diagnostiquer le degré et la *nature*, surtout, d'une maladie est donc l'opération intellectuelle la plus importante à faire pour ne pas avoir à réfléchir péniblement sur l'issue funeste d'un mal qu'on a eu à traiter ? Cela est tellement vrai que dans l'espèce, pour rester dans notre sujet, on peut défier qui que ce soit de ne pas convenir qu'on serait bien plus avancé qu'on ne l'est en phthisie (comme en toute autre maladie du reste), si l'on pouvait dire : cette maladie consiste en *un tel ou tel état matériel organique de l'agrégat vivant*, que *tel ou tel modificateur* agissant sur cet état organique, *de telle ou de telle manière*, peut faire cesser et ramener *au type normal relatif de santé individuelle*. Cela vaut autant, ce me semble que les *forces tuberculisées* de Pidou (1).

Si les trois inconnues ; 1re : *tel ou tel état organique* ; 2e : *telle ou telle manière d'agir* du modificateur employé ; 3e : et le *type normal d'organisation hygide relatif* étaient connues, le problème serait aussi simple et aussi facile à résoudre que celui-ci : Voilà un carbonate, que faut-il faire pour obtenir un sulfate ? .. Il s'agirait donc de dégager ces inconnues. J'ai dit ailleurs (2) ; que c'était le besoin et le devoir

(1) *Union*, n° 28, 1862, page 435.

(2) *Lettre au docteur Chavanne*, page 23.

du moment actuel ; et que sans leur dégagement il n'est pas de progrès fructueux possible. J'entends dire pourtant : voilà bien la grande mais l'*insoluble* difficulté et l'on n'y arrivera jamais !..... *Jamais !!!* ce mot n'est ni scientifique ni raisonnable. Si l'on avait dit à nos aïeux : Il faudrait pouvoir faire parcourir le tour du monde à une dépêche dans quelques secondes ! Ils auraient dit, eux aussi, *jamais !* Or nous savons ce qu'il en sera quand un fil de fer entourera le globe. Il en sera de même un jour, je l'espère comme un vrai croyant, pour ces *desiderata* : Eh ! vraiment, c'est à souhaiter pour l'honneur de la médecine et la sécurité de ses justiciables.

Jamais !!... que ceux qui pensent ainsi laissent le champ libre à leurs contradicteurs et ils verront !... oui, et nous ne saurions trop le répéter, la maxime de Sthall n'est vraie que parce qu'il est évident pour tout médecin non offusqué par les hallucinations abstractives des doctrines antiques, que nous sommes dans une ignorance complète de l'état organique moléculaire intime constituant la santé ou la maladie ; que nous ne connaissons pas davantage la modification moléculaire intime produite ou à produire par les remèdes ; et que, tant que cette ignorance existera, tant que les hommes qui croient que la vérité médicale n'est que dans la *physique*, *la chimie* et *les sciences naturelles* en général, et non dans la *métaphysique* et la *métaphore*, lesquels hommes sont encore relégués en trop grande majorité dans la douzième section de l'académie de médecine, correspondante par les talents ou dédaignés, ou craints, ou incompris, au 41me fauteuil de l'Académie française, — tant que ces hommes progressifs, disons-nous, n'auront pas envahi les tribunes, les chaires et les imprimeries, — les médecins, même ceux du premier ordre, malgré leurs prétentions séculaires, ne pourront pas mieux parler des maladies et de leurs médications réelles et positives que les aveugles des couleurs.

Et qu'on ne dise pas : ce n'est point ici le lieu de soulever la question doctrinale ! il est possible que ce ne soit pas le lieu ni le cas pour les médecins qui, criant par ton contre l'empirisme, aiment pourtant à rester empiriques ; mais pour ceux à qui la responsabilité médicale pèse, et qui savent que l'art est peu de chose sinon rien sans la science, pour ceux-là il est toujours temps, et le lieu est toujours bon pour demander à la science une doctrine qui puisse illuminer et affermir l'art ; et ils pensent que dans ce grand cataclysme doctrinal qui caractérise l'époque de transition dans laquelle nous nous trouvons, la partie essentielle de toute question est la doctrinale ; partie qui doit prédominer dans tout travail médical consciencieux, jusqu'à l'invention du vrai dogme, qui, comme un lien commun reliera et fécondera un jour tous ces innombrables faits stériles dont nous sommes encombrés, et au moyen desquels chaque auteur qui sent l'insuffisance de ce qu'on lui a appris, a la vaine prétention de réformer l'ensemble de la prétendue science médicale courante, — travail qui rappelle journellement celui des Danaïdes, — par des traités de pathologie générale qui ne sont en définitive que des guides aussi aveugles et aussi insuffisants que leurs prédécesseurs, dans le terrain si dangereux de la pratique empirique. Quand certain juge ne voulait pas qu'on parlât des Césars et de leur fortune, du soleil et de la lune à propos de petits chiens incongrus, il avait raison ; mais vouloir empêcher de chercher comment un agent médicamenteux agit sur la matière organisée quand on a la mission de la rechercher ; quand on doit être persuadé qu'on peut très-mal faire si on l'ignore, et quand personne ne le sait d'une manière suffisante, c'est rendre inévitable et nécessaire la réponse chagrine suivante :

« S'il vous plait de rester, sinon dans l'absurde, du moins dans le vague, laissez nous essayer d'en sortir. »

Les choses médicales sont à un tel point d'anarchie,

scientifiquement parlant, que des réflexions doctrinales doivent surgir forcément de l'exposition de toute observation, et de tout fait chirurgical, médical ou thérapeutique; de l'appréciation de l'action de l'arsenic comme de celle d'une goutte d'eau; de l'explication des symptômes offerts par la plus simple indisposition, comme de celle des symptômes de la fièvre la plus générale et la plus grave, dans l'esprit de tout médecin, qui, ayant de la conscience et le sentiment du devoir éprouve le besoin d'acquérir la science qu'on lui suppose. Que les satisfaits du *statu quo* se congratulent de leur savoir, et pensent qu'on ne peut le dépasser, libre à eux, cela tiendrait à prouver qu'ils ne sont pas difficiles ou qu'ils ont la vue scientifique bien courte. Mais, au nom de Dieu et de l'humanité! qu'ils n'empêchent pas les non satisfaits de chercher à acquérir autant de calme et de satisfaction qu'eux.

Avant d'aller plus loin hâtons-nous de faire observer aussi que l'intérêt ne saurait être pour rien dans ma façon d'agir; que je n'exerce pas, d'abord, et que je ne m'occupe plus, par amour de la science, de la vérité et de l'humanité, qu'à défendre et à étayer à mes frais quelques propositions doctrinales que je crois vraies, fondamentales et pouvant seules assurer la pratique, au moyen de mes notes et de mes souvenirs de quarante-cinq ans d'études, d'exercice et de réflexions sur les imperfections de la médecine comme science, comme art et comme profession. Notons bien ensuite que je ne suis chargé de l'inspection d'aucune station thermale terrestre ou maritime.

Tout cela bien établi et le : *Vous êtes orfèvre, M. Josse*, ne pouvant pas m'être appliqué, revenons au sujet principal de notre préoccupation actuelle.

Je n'eus donc pas tort, en 1839, de commencer mon mémoire sur l'hygiène navale par ces mots : « *Une grande partie, sinon toutes les causes de maladies se trouvent réunies à bord d'un vaisseau.* » Ce qui précède tend sans nul doute à prouver, qu'effectivement bien peu de ces causes y manquent, et que celles qui y règnent ne sont pas au nombre des moins puissantes pour altérer l'organisme en général et le pulmonaire en particulier. Afin de le démontrer aussi bien qu'il m'est possible de le faire, aujourd'hui que je suis depuis longtemps éloigné de la mer, il doit me suffire d'extraire de mon mémoire le résultat de leur influence sur l'équipage de deux navires où j'ai été chargé du service de santé, pour faire penser que si depuis lors rien n'a été changé dans l'hygiène des bords, on doit encore en retirer les mêmes effets fâcheux.

En 1837, sur le *Suffren*, dans la Méditerranée et à Toulon, l'équipage du vaisseau avait varié de 7 à 800 hommes, et il y eut du 1er janvier au 1er octobre, c'est-à-dire, en 9 mois :

Fiévreux	574
Blessés	192
Vénériens	71
Galeux	39
Total	876 malades.

876 malades dont 187 grippés, nombre plus grand que celui de l'équipage ! et cela en moins d'un an ! ! !

En 1839, sur l'*Iéna*, dans la Méditerranée aussi, et à Toulon, il y eut du 1er mai au 1er septembre, c'est-à-dire en quatre mois : 169 fiévreux sur 900 hommes d'équipage; proportion qui eût donné 507 fiévreux en douze mois au moins, puisque la mauvaise saison ne s'était pas encore fait sentir ! Si j'avais le cahier de visite de tous les autres navires sur lesquels j'ai été chargé du service de santé, je pourrais offrir aux méditations des hygiénistes les mêmes preuves de la mauvaise hygiène forcée ou non à laquelle les marins sont soumis. Eh ! avec quels éléments des résultats aussi déplorables sont-ils obtenus ?..... Avec une réunion d'organisme parmi lesquels n'existent ni infirmes, ni vieillards, ni femmes, ni maladies chroniques; avec une réunion d'hommes jeunes, choisis, robustes, insouciants, d'une énergie vitale peu commune; qui, mis à terre dans des lieux sains et soumis comme à bord à un régime diététique convenable, ne donnerait sans doute pas 1 p. 0/0 de malades par an pendant une longue série d'années, au lieu d'en donner annuellement presque 100 p. 0/0 comme en mer! . . . .

Voici ensuite un autre passage de mon mémoire qui prouve que l'abondance des maladies pulmonaires chez les marins et dans les hôpitaux de la marine, m'avait autant frappé que M. R***, dès 1839. Mais il prouve, en outre, que c'est à une toute autre série de causes morbides qu'à l'influence supposée fâcheuse de l'air de mer, que j'avais cru devoir attribuer cette fréquence, et le nombre si grand de morts par les organes respiratoires dans les infirmeries, les hôpitaux, ou à bord. Les lecteurs jugeront lequel des deux a le mieux saisi les rapports des effets observés avec les vraies causes de ces effets lamentables. . . . . .

« Les personnes qui fréquentent les hôpitaux de la ma-
« rine, ont pu se convaincre et être étonnées de la grande
« quantité de matelots qui y sont malades de la poitrine et
« qui en meurent. Ce résultat fâcheux ne dépend pas seu-
« lement de la profession de marin, mais selon moi, de
« l'oubli des règles de l'hygiène relativement aux vête-
« ments et aux circonstances météorologiques si variables
« selon les lieux, les saisons, les époques de la journée,
« et des diverses fonctions auxquelles l'homme est em-
« ployé à bord. »

Donnons un exemple :

« La tenue du jour est proclamée ordinairement tous
« les matins avant l'inspection. On consulte bien, en gé-
« néral, pour la fixer l'état du ciel, de l'air, du temps,
« mais on agit ensuite comme si cet état atmosphérique
« devait être invariable. Alors, si c'est dans la belle saison

« et qu'il fasse beau au moment où la mise journalière est « réglée, c'est le pantalon de toile blanche sans bas ordi- « nairement, la chemise de même, la cravate rouge en « coton n'embrassant que la moitié du cou et le chapeau « de paille, qui sont endossés. De sorte que dès ce mo- « ment l'équipage est obligé de subir jusqu'au soir avec « cette mise assez légère, toutes les vicissitudes atmosphé- « riques qui peuvent survenir jusqu'à l'heure fixée pour le « changement de nuit ; et cela, quelquefois après avoir « travaillé, sué, et en se tenant debout ou couché sur le « pont humide d'un espace limité dans une batterie parcou- « rue en tous sens par des courants d'air nombreux ; sans « qu'il soit permis à celui qui est moins vigoureux que son « voisin, à celui qui a froid de se servir de son paletot, « de sa capote ou de sa chemise de laine, parce que tout « est enfermé pour ne sortir du sac qu'à l'heure régle- « mentaire ; attendu que pour obtenir de l'uniformité, de « l'ordre, de la propreté et le dégagement du navire, il « faut, dit-on, employer ces mesures régulatrices. Comme « si l'ordre devrait jamais empêcher de se vêtir quand on « a froid ! Comme si la propreté consiste à tout faire dis- « paraître aux yeux ! Comme si un embarras nécessaire et « relatif aux hommes et aux choses du bord ne devait pas « toujours exister dans un vaisseau !... Comme si un bâ- « timent ne devait être arrangé que pour flatter l'œil d'un « visiteur au détriment de ses habitants ! Comme si un « homme était une chose. Comme si on ne devrait pas lais- « ser jouir un matelot de tout l'espace qu'une paternelle « hiérarchie laisse libre ! comme si tous les hommes enfin « avaient une même organisation, la même force relative, « le même âge et la même résistance vitale (1).

Sans doute, quelquefois on s'accommode dans la journée aux trop grands changements de température qui

(1) *Annales maritimes*, 2me partie, tome 2, page 948.

pourraient survenir, mais il faut réellement pour cela une variation météorologique exceptionnelle.

Voilà, à ne pas en douter, une principale cause directe non contestable, mais très puissante des maladies pulmonaires pleurétiques, bronchiques et rhumatismales si fréquentes à bord, ainsi que des rechûtes qu'on y observe ; et des résultats funestes nombreux qui terminent la scène morbide dans les hôpitaux de la marine. Les salles de convalescence pour permettre la solidification de la santé récupérée, n'existant pas plus là qu'ailleurs.

Mais ce n'est pas tout, on comprendra encore mieux l'abondance et la prédominance de ces organopathies dans la marine, si l'on fait attention qu'en outre de ce qui précède, on se hâte toujours trop de quitter les vêtements d'hiver en entrant dans la belle saison, et qu'on ne les reprend jamais assez tôt en la quittant. Que la mise ordonnée le matin est applicable à tous; ce qui fait que les canotiers sont ainsi exposés (je le répète, parce que je crois qu'il est important de fixer l'attention sur ce point) à embarquer trop souvent dans leurs embarcations sans leurs paletots, à y suer beaucoup pourtant, et dans cet état à être mouillés par l'eau de pluie ou de la mer, et à être forcés de sécher leur sueur ou l'eau dont ils sont si bien arrosés, au moyen de leur chaleur naturelle, du vent, ou du soleil.

Il me souvient d'avoir entendu tousser, dans l'escadre du Levant en 1840, tout l'équipage du vaisseau sur lequel j'étais, pour avoir gardé la tenue d'été jusqu'à la fin d'octobre. Il en était de même dans toute l'escadre. Les autres équipages toussaient aussi plus ou moins et pour la même raison. L'air marin me parût être bien innocent de tout cela.

A cette incontestable et plus directe cause que toute autre de la fréquence et des rechûtes des maladies pulmonaires sur mer, joignons toutes les autres raisons de maladie, en général, que nous avons démontré être accumulées par la nature des choses et par l'homme, dans un navire, et nous verrons que, quelle que soit l'étiologie adoptée pour rendre raison de la formation, du développement, et des suites des maladies des poumons en général et de la tuberculose en particulier : Que l'on admette avec Graves : « 1° Que la phthisie pulmonaire tuberculeuse n'est que le résultat d'une *nutrition pervertie*. » En se fondant sur l'interprétation rigoureuse des faits cliniques dont il a donné tant de preuves dans *ses Leçons de clinique médicale* (1).

2° Avec Piorry : « Que les prétendues unités morbides, telles que la phthisie, ne sont que des assemblages confus de lésions et de symptômes n'ayant entre eux de commun que l'étiquette posée par la routine sur ces collections de phénomènes énumérés plutôt qu'observés (2); ou encore avec le même : « que l'étiquette phthisie est un titre malheureux, imposé à une maladie dont les éléments pathologiques et pathogéniques sont excessivement nombreux et variables, par le commun des médecins à études légères, à toute maladie fébrile chronique avec redoublement le soir, sueurs, diarrhée et amaigrissement progressif, pour peu que le symptôme *toux* se mette de la partie. »

3° Ou enfin avec M. Bouchardat, « que les principales circonstances étiologiques de la tuberculose se trouvent dans les aliments, le chauffage, les vêtements, l'humidité, le froid, etc., etc.

Nous verrons et nous comprendrons, disons-nous, que, sans avoir besoin de recourir à une cause comme l'air marin, qui, non seulement n'a jamais été accusé d'un pareil méfait, mais qui a toujours été au contraire considéré jusqu'à présent, à cause de sa composition réelle ou présumée par induction et à grand renfort de faits observés et certifiés par une série d'hommes remarquables, comme

(1) Voir page 603.

(2) Voir son discours dans la séance académique du 1er octobre 1861, à propos des idées de M. R*** sur l'influence fâcheuse de l'air marin sur cette entité désorganisatrice.

pouvant plutôt l'empêcher : Nous comprendrons qu'il est possible de se rendre raison de ce qui se passe à propos de cette affection à bord des navires, où l'on trouve réunis avec une si luxueuse abondance une si grande quantité d'autres conditions morbiques suffisantes, (bien au-delà de ce qu'il en faut) pour la création et le ravage de cette organopathie chronique, complexe, si grave ; et trop souvent si irrémédiable à cause de l'incessante présence et de la continuité d'action des raisons qui la rendent possible, et qui l'entretiennent alors malgré même le traitement le mieux approprié, en neutralisant les bons effets obtenus par lui.

Il en est des maladies pulmonaires tuberculeuses, ou non, observées chez les marins, comme de diverses autres maladies auxquelles ils sont plus particulièrement sujets aussi, telles que les *douleurs rhumatismales*, le *scorbut* les *formes typhoïdes* que revêtent souvent en eux les moindres affections fébriles, etc.

Toutes ces organopathies générales, en effet, trouvent leur raison d'être dans la série de causes morbigènes dont nous avons fait l'énumération ; et il serait aussi peu médical que logique de ne pas se contenter, pour se rendre raison de la fréquence de ces autres affections sur les navires, de l'air plus ou moins profondément vicié de leur intérieur, de l'humidité froide ou chaude permanente qui y règne, de certains états moraux dépressifs existant quelquefois chez les matelots, d'un travail journalier parfois excesssif, d'une insuffisance positive et relative de l'alimentation et des vêtements, de la mauvaise qualité, souvent forcée, des vivres ou de l'eau à boire, ou des changements brusques de température et de climats, des privations en tout genre enfin qu'on y subit etc. etc. etc., et de reléguer sur le second plan ces conditions morbides si appréciables, si bien et si dûment reconnues jusqu'à présent pour être causes aussi prochaines que réelles de ces affections morbides, et de placer au premier l'air marin pur qui entoure le navire.

Il serait aussi peu médical que logique, disons-nous, d'en agir ainsi pour ces maladies, qu'il l'a été de faire bon marché de toutes ces raisons intrinsèques, si aptes quelques unes d'elles à provoquer la formation et la réformation incessante de bronchites, de pleurésies et de pneumonies aiguës ou chroniques, et d'en rendre responsable les conditions au milieu desquelles le marin est obligé de vivre, c'est-à-dire *l'air marin proprement dit*. Car, selon tous les esprits non prévenus et sachant apprécier au juste la valeur réelle des *circumfusa* et des *ingesta* surtout, les deux seuls moyens qui permettent au matelot de lutter, tant bien que mal, contre toutes les causes qui tendent à le rendre malade, sont : 1° l'air marin pur exempt de toute saleté terrestre ou maritime ; c'est-à-dire l'air marin qui entoure le navire et qu'il faut bien se garder de confondre avec l'air marin de l'intérieur de ce navire : et 2° *l'eau ferrée* provenant des caisses en fer qui ont remplacé si heureusement les tonneaux en bois dans lesquels on renfermait jadis l'eau potable ; et où elle se gâtait si vite et si profondément (souvent pour des raisons inutiles à rappeler ici) que l'on était obligé, comme celui qui écrit ces lignes l'a été plusieurs fois avant cette bienheureuse amélioration, de fermer les yeux et de boucher le nez en buvant, afin de ne pas voir les vers qu'elle contenait et de ne pas sentir l'odeur infecte qu'elle exhalait à un point incroyable parfois.

Veut-on un exemple du pouvoir de ces causes morbigènes, et du bon effet, ou au moins, de l'innocuité, si l'on veut, de l'air marin extérieur sur les marins ?

Voyez ce qui arriva au vaisseau l'*Hercule* en 1839 dans l'escadre du Levant. Dans cette belle escadre pourtant qui agaçait si désagréablement nos amis d'outre-Manche ; et qui fit dire en plein parlement anglais à l'un des commandants des vaisseaux de l'armée anglaise simultanément en station dans l'Archipel grec avec elle : « *Qu'il était persuadé que si une collision venait à avoir lieu entre les deux escadres, l'avantage serait inévitablement pour la française.* » (1).

Eh bien ! à bord de l'*Hercule*, vaisseau de 80, dans cet archipel grec à ciel si beau, à air si pur, à température si convenable à l'homme, les bâtiments étant plus souvent au mouillage qu'à la voile ; dans des sites charmants, au milieu des îles, ou sur les bords si bien doués par Dieu de l'Asie mineure, presque tout l'équipage de ce vaisseau fut atteint du *scorbut !!!* Et à un degré tel que l'on fut obligé de l'évacuer et d'établir cet équipage sous des tentes dans une des petites îles d'Ourlac dans le golfe de Clazomène près de Smyrne. Or, là, les scorbutiques guérirent facilement et rapidement quoique aussi bien entourés qu'à bord d'un air marin, mais d'un air pur, et ne ressemblant en rien à celui qu'ils respiraient sur leur maison flottante, — qui n'était éloignée d'eux pourtant que de quelques centaines de mètres, — qu'on dessécha, qu'on nettoya parfaitement, et sur lequel ensuite le scorbut ne reparut plus. Il est évident ici, que ce fut l'air impur de l'intérieur du navire, le régime et les travaux du bord, et non l'air marin pur extérieur, qui produisirent le scorbut, et que cet air marin pur de l'extérieur contribua plutôt à la guérison des scorbutiques, qu'à l'entretien de leur affection, puisqu'il ne cessa pas d'agir, même plus directement qu'avant leur mise à terre sur les malades, et que cette augmentation d'influence de sa part coïncida avec la rapide guérison de leur mal.

Ces causes toutes morbigènes furent, pour l'*Hercule*, — comme pour les autres bâtiments de l'escadre qui, sans avoir le scorbut, présentaient un grand nombre de maladies

(1) Voir les journaux de l'époque. Discours de Lord Napier.

buccales prodromiques de cette affection, — ces causes locales furent, disons-nous, bien certainement (1), l'humidité chaude de la saison, augmentée de celle du bord par les lavages intérieurs à l'eau salée (2), une nourriture insuffisante par rapport aux travaux auxquels les équipages des bâtiments de guerre sont forcément soumis ; un défaut relatif de vêtements, et l'inspiration constante d'un air vicié par un encombrement existant toujours, et par mille autres causes permanentes de viciation de ce milieu, vivifiant ou mortel selon sa composition et ses qualités.

On ne croit pas assez à la facilité et à la promptitude de l'absortion pulmonaire des principes sains ou nuisibles contenus dans l'air et de la facilité et de la rapidité de l'infection générale par cette voie. Tout l'indique pourtant L'anatomie force à l'admettre et les expériences de M. Cl. BERNARD le prouvent sans réplique, selon moi.

J'ai déjà eu l'occasion de m'expliquer là-dessus aux pages 79, 80, 87, 88 de mon livre sur la *Fièvre puerpérale épidémique*; et les expériences de M. Cl. Bernard, sur la rapidité de l'absorption et de la circulation des substances toxiques ou autres, respirées ou injectées dans le torrent circulatoire sont là pour prouver qu'on est dans le vrai en pensant ainsi. L'expérience qui démontre que l'élimination de l'hydrogène sulfuré injecté dans la veine jugulaire, se fait par les poumons au bout de trois à cinq secondes, ne suffirait-elle pas pour cela ? (3).

Tout concourt évidemment à prouver que la voie pul-

(1) Voir mon mémoire sur l'Hygiène navale.

(2) Pour s'édifier sur la puissance *humidifiante* du sel, et sur l'efficacité de l'humidité pour la production, et l'aggravation au moins du scorbut et de là plupart des épidémies nautiques, on peut consulter le rapport fait par le professeur FONSSAGRIVES, auteur d'un des meilleurs ouvrages d'hygiène navale, « sur les effets pernicieux des chargements de sel » dans le n° 136 de *l'Union* de 1858.

(3) Voir, pour la rapidité de l'absorption par les poumons, et pour celle de la circulation, *les Leçons sur les effets des substances toxiques etc.* par CL. BERNARD, pag. 79. etc. — 1857.

monaire est une voie sans obstacles réels au passage de tout agent absorbable, mis en contact avec elle.

Pour ne pas revenir sur des expériences antérieures connues de tout le monde savant, et faites par des hommes d'une aussi grande valeur que les professeurs du Collége de France ou autres physiologistes renommés, je ne citerai que quelques unes des plus récentes, parce qu'elles sont confirmées par les plus anciennes déjà citées. Nous relaterons donc celles que le Dr Auphan, médecin inspecteur des eaux de....., a soumis à l'Académie dans sa séance du 29 octobre 1861.

Il a injecté de l'iodure de potassium dans l'appareil respiratoire de deux lapins. Dix minutes après il a été impossible d'en décéler aucune trace dans l'un des lapins. Dans le second sacrifié immédiatement, un réactif amidonné n'a déterminé qu'une coloration bleue *peu sensible*.

Si une substance aussi dense que l'iodure de potassium peut ainsi disparaître en aussi peu de temps dans les poumons, jugeons de ce qu'il doit être des matières gazéiformes, et de celles surtout qui sont d'une ténuité telles qu'elles ne tombent pas sous nos sens, et que nous connaissons sous les noms de *miasmes*, *émanations*, *semina*, *contages*, *effluves*, etc., etc.; et étonnons-nous de la possibilité, de la facilité, de la rapidité enfin des infections générales, des épidémies en un mot, par cette principale voie d'introduction en nous des modificateurs morbides infinis qui agissent sur nos sens. Osons surtout nier cette absorption et l'importance absolue de cette voie! Je ne crois pas cela logiquement possible.

Il me semble que le docteur Auphan a employé le meilleur procédé expérimental, l'injection directe du liquide ou de la substance à observer dans la partie dont on veut apprécier la propriété absorbante.

L'eau pulvérisée pénètre-t-elle ou ne pénètre-t-elle pas jusqu'aux confins de la muqueuse pulmonaire?

Hippocrate dit *oui* et *Galien* dit *non* à ce qu'il paraît. Eh bien ! alors il doit être permis à chacun de dire son opinion. Nous dirons donc d'après nos simples connaissances anatomiques, que si la poussière d'eau est bien dissoute, ou seulement même bien mêlée à l'air elle ne peut qu'arriver au contact de la muqueuse pulmonaire, parce que, en supposant que les parois du tube aérien aient une affinité telle pour les particules de l'eau, ou pour celles de l'agent médicamenteux dont elle est saturée, qu'elles puissent s'emparer de celles de ces particules qui sont à la surface de la colonne d'air inspirée, il est impossible qu'elles s'emparent de toutes celles que contient la partie centrale de cette colonne passant si rapidement entre ces parois, parce que cette partie centrale ne les touchant pas ne peut pas être dépouillée par elles de ce qui l'imprègne, et qu'au surplus les réactifs démontreraient facilement ce dépôt local des matières s'il s'y formait réellement. Ainsi donc prenons date de la proposition suivante, dictée par le simple bon sens médico-anatomique : *L'eau vaporisée et imprégnée de molécules médicamenteuses mêlées à, ou dissoutes dans elle, ou dans l'air, arrive en partie aux poumons, où elle peut et doit agir autrement qu'un air pur : c'est-à-dire, modifier relativement à sa composition, cet organe et le sang qui le traverse, parce que il ne peut pas en être autrement sous peine d'asphyxie* » asphyxie qui n'a pas lieu pourtant quand on respire même longtemps dans une étuve, dans celle des bains turcs par exemple. Cela me paraît d'une telle évidence que le temps employé à le prouver est presque un temps perdu. Et si quelqu'un finit par démontrer expérimentalement que les choses se passent ainsi, ce quelqu'un pourra se flatter d'avoir prouvé qu'il fait jour en plein midi ; et son mérite sera aussi grand pour cela, que celui de l'éminent physiologiste qui vient de démontrer que la mère nourrit son fœtus !

Ce qui précède n'est pas sans à propos ni sans importance

dans l'étude d'un air comme le marin, imprégné de matières auxquelles il doit ses propriétés bonnes ou mauvaises, et son indication ou sa contre-indication dans les maladies du poumon. Ne faut-il pas croire en effet à la pénétration ou non jusqu'aux poumons de ces matières, pour avoir l'idée de s'en servir dans le traitement des affections pulmonaires internes?.....

Revenons :

Ainsi donc, et sans opposition raisonnable possible, il est peu de parties du globe où un plus grand nombre de causes de maladies soient réunies en une aussi grande quantité, et a un degré de puissance aussi prononcé qu'à bord d'un navire. Parmi ces causes, M. R*** , au moyen de la statistique, et plus particulièrement qu'un autre, vient d'y placer l'*air marin* pour la phthisie pulmonaire. Nous croyons avoir déjà commencé à prouver que cette idée est une illusion. Nous allons continuer à le démontrer en rapportant l'opinion contraire à elle, de quelques-uns de ceux qui se sont occupés de la recherche du mode d'action de cet agent, et qui, comme M. R*** ont eu recours au plus mauvais moyen qu'il soit possible d'invoquer pour appuyer une proposition médicale, à savoir : la *statistique* réduite à des quantités chiffrées indépendantes de toute autre considération que celle du nombre (1).

M. R*** en ne fixant les regards de son intelligence que sur l'*air marin*, a groupé des faits qui tendent à prouver la *nocuité* de cet agent sur les maladies pulmonaires. Voici MM. *Garnier* et *Sistach* qui, en faisant comme lui, arrivent à des conclusions infirmant sa proposition ! Qui a raison ?...

Les lecteurs jugeront. Quant à moi je trouve que ni l'un ni les autres ne peuvent rien prouver de positif en ayant employé un argument aussi incomplet que la statistique non soumise à la série de considérations suivantes :

Circonstances ambiantes;

(1) Voir ce que j'en ai dit dans mon livre sur la fièvre puerpérale aux pages 117, 224 et 184.

Régime alimentaire ;

Valeur relative et absolue des médecins ;

Mode de traitement ;

Saisons ;

Constitution médicale ;

Age des malades ;

Sexe idem ;

Constitution idem ;

Antécédents idem ;

Condition, classe, profession ;

Vicissitudes atmosphériques, etc.

Considérations que nous avons dit être indispensables à cet argument pour lui donner une valeur réelle ainsi qu'aux déductions qu'on se croit en droit d'en tirer.

M. R*** vient avec un chiffre sec nous dire : « L'air marin est dangereux pour les phthisiques, parce qu'il meurt beaucoup de marins de cette maladie.

M. Garnier répond par des chiffres aussi secs que ceux de son antagoniste, il est vrai, mais qui prouvent qu'il meurt la moitié moins d'habitants de la mer que de la terre par cette maladie dans les grands ports maritimes de France, Toulon, Rochefort, Lorient, Brest, Cherbourg (1).

Ne semble-t-il pas logique de conclure de ces chiffres ainsi isolés, et qui ne peuvent avoir de valeur absolue que pour ceux qui ignorent tout ce qui doit leur être adjoint pour cela.

1° Que M. R*** pourrait ne pas avoir complétement raison, en niant d'une manière absolue l'influence favorable de l'air marin sur la phthisie pulmonaire ? et qu'il semblerait avoir plutôt tort que raison en disant que la façon de penser contraire à la sienne est une *funeste erreur médicale?* d'autant plus que la force des choses l'oblige de reconnaître que son coutradicteur a raison pour quelques points qu'il dit privilégiés, mais inégalement, tels que MADÈRE, VENISE,

(1) Voir son Mémoire et le Compte-rendu de M. Blache, séance du 24 septembre.

PISE, ROME, NICE (il aurait pu ajouter ANTIBES, CANNES et MONACO) exceptions privilégiées qui sont loin selon moi de confirmer sa règle et qui tendraient plutôt à la détruire.

2° Que par conséquent, on aurait peut être bien fait de ne pas regarder la question comme presque résolue définitivement par M. R***

3° Que n'ayant pas plus de reproches à faire à M. Garnier qu'à M. R*** sur la méthode suivie par tous les deux pour conclure, on aurait pu être plus juste et plus impartial en ne disant pas que le *concours sur la question posée par l'Académie en 1858 reste toujours avec la réponse de M. R... Aucun travail sérieux n'étant venu encore ébranler ses conclusions.* »

Attendu que si le travail de M. Garnier n'est pas assez *sérieux*, celui de M. R***, semblable à celui de M. Garnier, ne devrait pas pouvoir être considéré comme beaucoup plus *sérieux* et susceptible de servir à prendre des conclusions plus valables et plus admissibles que celles de son contradicteur, qui, dépêchons-nous de le faire connaître, a, de plus que M. R***, en sa faveur, outre le *consensus omnium* qui étaye son opinion et non celle de son adversaire, les recherches de statistique sur le même sujet faites par M. Sistach et Boudin (1).

Or que disent ces statistiques ?... elles confirment tous les résumés de M. Garnier, et pour s'en convaincre on n'a qu'à consulter les tableaux suivants :

PREMIER TABLEAU

Sur 157,770 marins, de 1830 à 1836	PHTHISIQUES	PROPORTION sur 1000 hommes,	HÉMOPTOÏQUES.	PROPORTION sur 1000 hommes,
Malades,	683	4, 3.	443	2, 9
Réformés,	186	1, 2.	52	0, 3
Morts,	266	1, 6.	20	0, 7

(1) Voir la page 645 du N° 41 (1861) de la *Gazette médicale* de Paris, et le traité de géographie et de statistique médicales du docteur Boudin.

DEUXIÈME TABLEAU

PÉRIODE DE 7 ANS: de 1830 à 1836 inclusivement.	MARINE Effectif 12,942.		ARMÉE DE TERRE Effectif 14,590 hommes.	
	MALADES	MORTS	MALADES	MORTS
Pneumonie et Pleurésie	210	4	167	13
Hémoptysie	20	2	52	6
Phthisie	39	16	78	51
Catarrhe, Bronchite	2211	2	818	13
Asthme et Dyspnée	21	»	43	»
Totaux des malades de la poitrine	2501	24	1158	83
Proportion annuelle sur 1000	193	1/8	79	56

TROISIÈME TABLEAU.

PÉRIODE DE 12 ANNÉES 1830 à 1839 et 1842 à 1843 inclusivement.	MARINE Effectif 100,464.		ARMÉE DE TERRE Effectif 102,214	
	MALADES	MORTS	MALADES	MORTS
Pneumonie, Pleurésie, Pleuro-Pneumonie.	2598	86	2281	92
Hémoptysie..........................	234	12	269	8
Phthisie..............................	437	180	629	419
Catarrhe.............................	21971	27	11314	83
Asthme et Dyspnée....................	161	7	213	6
Totaux.................	25401	312	14700	608
Proportion sur 1,000...............	253	3,1	144	5,9

Évidemment d'après ces tableaux M. Boudin a eu raison de conclure, à l'inverse de M. R*** et comme s'il voulait venir à l'appui de la thèse de M. Garnier :

1° Que si en Angleterre, la marine compte un plus grand nombre de malades atteints d'affections aiguës des organes respiratoires que l'armée de terre, en revanche ces affections doivent être plus graves dans cette dernière, si l'on en juge par le chiffre plus élevé des décès.

2° Que les malades atteints de phthisie sont beaucoup moins nombreux dans la marine que dans l'armée de terre !

3° Enfin que la proportion des décès causés par la phthisie pulmonaire, qui s'élève pour l'armée de terre à 4,09 sur 1000 hommes, n'est dans la marine (malgré l'air marin qui les *tue* cependant si facilement selon M. R***) que de 1,79 et 1,9 en comprenant les décès par hémoptysie ! ! !...

Comme M. Boudin ne me paraît pas avoir dit dans ses conclusions tout ce que renferment ces tableaux. Je demande la permission de les compléter.

J'ajoute donc à la première conclusion : si la marine compte un plus grand nombre de malades atteints d'affections pulmonaires, c'est que, comme je l'ai dit en commencant les matelots sont soumis à une hygiène et à des vicissitudes atmosphériques telles qu'il est impossible qu'il n'en soit pas ainsi, et ces chiffres prouvent mon dire.

J'ajoute de même, à la 2me conclusion ; la moindre quantité de phthisies pulmonaires dans la marine que dans l'armée de terre, donne gain de cause à M. Garnier, qui a trouvé lui aussi dans la population terrestre une proportion de 1|5, et celle de 1|10 dans la maritime, c'est-à-dire moitié moins de morts par phthisie sur mer que sur terre ; et que par conséquent l'air marin qui agit sur mer beaucoup plus que sur terre, où souvent il n'agit pas du tout, paraîtrait plutôt propre à diminuer qu'à augmenter les chances de mortalité chez les marins atteints de phthisie pulmonaire, et chez ceux d'entr'eux qui sont malades d'affections pulmonaires en général.

Qu'ajouterons-nous de mieux à la 3me conclusion que ce que nous y avons déjà ajouté ? si ce n'est que, contrairement à l'anathème lancé par M. R.... contre l'air marin, la croyance à l'influence heureuse de cet air sur les maladies pulmonaires pourrait fort bien ne pas être une *funeste erreur médicale*, puisque cet air paraît encore aujourd'hui comme autrefois, d'après ces chiffres, non seulement diminuer plutôt qu'augmenter la terminaison phthisique des affections pulmonaires, mais encore rendre le nombre des décès par cette organopathie grave moindre d'une manière aussi sensible.

Plus j'étudie les chiffres de ces tableaux et plus je suis frappé de leur éloquente affirmation de l'opinion de M. Garnier et de la mienne, ainsi que de la puissance relative qu'ils ont pour infirmer et réduire à néant même, celle de M. R.... aussi m'étonnerai-je que M. Garnier ne les ait pas commentés ainsi que je demande la permission de continuer à le faire.

Le premier tableau ne contenant que des chiffres relatifs à un nombre donné de marins, sans établir de comparaison avec un autre nombre d'individus non marins, ne permet que la conclusion générale suivante, qui n'en est pas moins utile à constater pour nous.

Ce tableau indique en effet, 266 morts sur 683 phthisiques fournis par 157,770 marins dans l'espace de 7 ans (de 1830 à 1836 inclusivement) en Angleterre. Ce qui donne une mortalité de plus du tiers des malades de cette triste organopathie dans les marins de ce royaume.

Or M. Garnier nous a fait connaître que dans les grands ports de FRANCE, TOULON, ROCHEFORT, LORIENT, BREST et CHERBOURG, il mourait un peu moins du 10e des phthisiques marins, et que la mortalité s'élevait à 1/5 à terre.

D'où un avantage marqué en faveur de la FRANCE, sur

l'ANGLETERRE; ce qui peut être expliqué par la différence des climats, des latitudes surtout, puisque les relevés de M. Garnier nous apprennent que la proportion des morts par phthisie est à peu près la même pour BREST et CHERBOURG qui sont presque autant septentrionaux l'un que l'autre et que l'ANGLETERRE, ainsi que pour ROCHEFORT qui a un air moins sain que LORIENT; mais qu'elle est deux fois plus considérable qu'à LORIENT, et trois fois plus qu'à TOULON qui est beaucoup plus dans le Sud : avantage frappant encore plus remarquable de la mer, où agit l'air marin, sur la terre, où il n'agit que peu et point même souvent.

—

DEUXIÈME TABLEAU.

Dans ce tableau ainsi que dans le troisième, les moyens de comparaison entre des quantités comparables ne manquent pas, aussi les résultats seront-ils plus frappants et plus convaincants.

Ce tableau indique, d'après le docteur Gr. BALFOUR, les admissions à l'hôpital, et les décès causés par maladies de l'appareil respiratoire :

1° Dans la marine britannique en station dans les mers des Indes Orientales.

2° Parmi les troupes de l'armée de terre en garnison à Ceylan.

PNEUMONIES ET PLEURÉSIES.

MARINE.		ARMÉE DE TERRE.	
Effectif général	12,042	Effectif général	14,590
—		—	
Atteints	210	Atteints	167
Morts	4 ou 1,8 0/0	Morts	13 ou 7,7 0/0

Le nombre d'hommes atteints de ces maladies est donc plus grand sur mer que sur terre, et cela doit-être, si les mêmes conditions anti-hygiéniques pour les organes pulmonaires existent aussi bien dans la marine Anglaise que dans la Française. En revanche, l'air marin ne paraît pas avoir diminué la force de résistance de ces hommes, ne paraît pas, comme le dit M. R***, être une cause puissante d'épuisement puisqu'il meurt dans ces cas morbides sept fois plus de soldats de terre que de marins.

Plus de malades et moins de morts chez les marins !...

Moins de malades et sept fois plus de morts pour les soldats !... Il est bien difficile de trouver en cela des charges pour l'air marin

Continuons :

HÉMOPTYSIES.

MARINE.		ARMÉE DE TERRE.	
Atteints	20	Atteints	52
Morts	2 ou le 10 0/0	Morts	6 ou le 11,5 0/0

Proportion qui, j'espère, est encore à la décharge de l'air marin.

PHTHISIES.

MARINE.		ARMÉE DE TERRE.	
Atteints	39	Atteints	78
Morts	16 ou le 41,02 0/0	Morts	51 ou le 65,39 0/0

Proportion bien remarquable pour cette maladie pulmonaire la plus grave de toutes, puisqu'elle porterait à conseiller aux phthisiques plutôt l'habitation de la mer que celle de la terre.

CATHARRES, BRONCHITES.

MARINE.		ARMÉE DE TERRE.	
Atteints	2211	Atteints	818
Morts	2 ou le 0,09 0/0	Morts	13 ou le 1,71 0/0

Beaucoup plus de ces maladies sur mer à cause d'une

bien plus mauvaise hygiène forcée que sur terre, et malgré cette hygiène moins de morts, malgré l'influence de l'air marin !.....

Quel argument plus fort en faveur de ce dernier agent peut-on présenter ?

ASTHME ET DYSPNÉES.

MARINE.	ARMÉE DE TERRE.
Atteints 21, ou le 0,16 0/0 de l'effectif	Atteints 43 ou le 0/29 0/0
Morts »	Morts »

Toujours avantage marqué de la marine sur la terre.

—

RÉSULTAT GÉNÉRAL

Donné par les maladies pulmonaires en général, de l'armée de terre et de mer dans l'Inde :

MARINE.		ARMÉE DE TERRE.	
Atteints	2501	Atteints	1158
Morts	24 ou le 0,95 0/0	Morts	83 ou 7,16 0/0

Plus de malades et moins de morts sur mer ! moins de malades et plus de morts sur terre ! ! !...

—

TROISIÈME TABLEAU.

Ce tableau contient le nombre de marins et de soldats atteints et morts de maladies de l'appareil respiratoire en Angleterre pendant une période de 12 années (1830 à 1839 et 1842 à 1843.)

PNEUMONIES, PLEURÉSIES, PLEURO-PNEUMONIES.

MARINE. Effectif 100,464.		ARMÉE DE TERRE. effectif 108,214.	
Atteints	2598	Atteints	2281
Morts	86 ou 3,31 0/0	Morts	92 ou 4,07 0/0

La plus grande quantité d'atteintes s'explique toujours par la mauvaise hygiène thoracique forcée mais incontestable des bâtiments, mais la moindre quantité de morts pour la marine est inexplicable sous l'influence de cette mauvaise hygiène et d'un pouvoir malfaisant supposé de l'air marin.

Ces deux causes puissantes et incessantes réunies devraient donner et plus d'atteints et plus de morts. Il faut nécessairement que l'air marin sur lequel le doute est permis, ne soit pas autant toxique qu'on voudrait le faire croire.

PHTHISIES.

MARINE.		ARMÉE DE TERRE.	
Atteints	437	Atteints	629
Morts	180 ou le 41,18 0/0	Morts	419 ou le 66,77 0/0

Même réflexion que pour les phthisies du 2me tableau.

CATHARRES. BRONCHITES.

MARINE.		ARMÉES DE TERRE.	
Atteints	21,971	Atteints	11,314
Morts	27 ou 0,12 0/0	Morts	83 ou 0,73 0/0

Même avantage pour la marine.

ASTHMES, DYSPNÉES.

MARINE.		ARMÉE DE TERRE.	
Atteints	161	Atteints	213
Morts	7 ou 4,34 0/0	Morts	6 ou 2,88 0/0

Résultat ne pouvant prouver que l'ifluence de la mauvaise hygiène navale sur les organes pulmonaires.

HÉMOPTYSIES.

MARINE.		ARMÉE DE TERRE.	
—		—	
Atteints	234	Atteints	269
Morts	12 ou le 5,11 0/0	Morts	8 ou le 3,19 0/0

Même réflexion que ci-dessus.

—

RÉSULTAT GÉNÉRAL

Donné par les maladies pulmonaires en général de l'armée de mer et de terre en Angleterre :

MARINE.		ARMÉE DE TERRE.	
—		—	
Atteints	25,405	Atteints	14,706
Morts	312 ou le 1,23 0/0	Morts	608 ou le 4,13 0/0

Je ne crois pas devoir m'appesantir davantage sur ces chiffres, malgré la légère différence en faveur de la mortalité sur terre des asthmes et des hémoptysies du 3me tableau, compensée du reste par la plus grande quantité d'hommes atteints par ces maladies sur terre que sur mer, pour être en droit de conclure d'après eux ainsi qu'il va suivre :

Car, aux personnes qui chercheraient à amoindrir l'avantage donné à la marine et à l'air marin par les autres chiffres sur la terre et sur son atmosphère, en supposant que les marins observés étaient, peut-être, des hommes plus forts et mieux choisis que les soldats auxquels on les a comparés, je répondrai par la remarque que le docteur Sistach a faite après le premier tableau (page 645 de la *Gazette médicale*) :

« Les documents officiels qui ont servi à la formation de ces tableaux, établissent que par suite de la préférence accordée par les marins à la marine marchande, force a été de recruter souvent les équipages de la marine royale parmi des hommes de *qualité inférieure*, sous le double point de vue du *physique* et des *aptitudes professionnelles.* »

Et ce sont ces hommes inférieurs pourtant qui ont mieux résisté aux maladies pulmonaires, malgré l'air marin supposé par M. R*** si contraire à ces maladies : « *Et malgré ce grand souffle imprégné d'humidité et de vapeurs salines irritantes* (J. ROCHARD) (1), que leurs camarades de terre plus forts mieux choisis qu'eux et à l'abri de ce *souffle destructeur !*... En vérité l'erreur et l'illusion ne peuvent être que du côté de M. R***.

Ainsi donc tout ce qui précède nous donne le droit de dire :

1° Que les prédécesseurs de M. R*** et presque tout le monde médical avant lui n'avaient pas eu tort de dire : que l'air marin n'était pas essentiellement nuisible aux maladies de la poitrine en général, et aux phthisiques en particulier.

2° Qu'il est certainement plus utile que nuisible aux malades affectés de maladies chroniques de poitrine en général, surtout lorsqu'il combine son action avec celle d'une température douce et modérément chaude.

3° Que M. R*** n'a pas eu raison de dire le contraire d'une manière absolue.

4° Qu'on est en droit de faire des réserves plus explicites sur cette question que celles qui ont été faites !

5° Enfin, que la question mise au concours par l'Académie en 1855 ne reste pas toujours avec la réponse de M. R***, plusieurs travaux aussi sérieux que le sien étant venus ébranler son opinion. »

Je m'attends à une objection et presque à un reproche de

(1) De l'influence de la navigation et des pays chauds sur la marche de la phthisie pulmonaire (Mémoires de l'Académie de médecine, 1856. Tome XX, pag. 75 à 169.)

la part de ceux qui connaissent ma façon de penser sur la valeur de la statistique en médecine.

Pourquoi, diront-ils, vous qui ne croyez pas qu'on puisse raisonnablement appliquer la méthode numérique à la résolution définitive d'une question doctrinale en médecine, vous en servez-vous ? Pourquoi basez-vous sur elle les raisonnements qui vous font rejeter l'opinion contraire à la vôtre dans ce cas-ci ?

Pourquoi ?

Parce que la statistique n'est un mauvais moyen que lorsqu'on veut lui faire rendre plus qu'elle ne peut donner :

Parcequ'en raisonnant comme je viens de faire je ne lui ai demandé que ce qui peut en découler de logique et de raisonnable :

Parce que la statistique, enfin, comme tous les autres moyens non basés sur la connaissance exacte de la *nature* des choses, n'est pas un plus mauvais procédé que tous les autres, et que, comme eux, elle contient et peut aider à trouver quelques parcelles de vérité, quand on sait la consulter ; parcelles qu'on ne doit pas négliger de rechercher à défaut de ce qu'il faudrait savoir pour arriver directement et de suite à la vérité entière.

Si quelqu'un vient dire, un tableau de statistique en main : dans tel pays il y a annuellement plus de phthisiques que dans tel autre, et ils y meurent en plus grande quantité parce que depuis vingt, trente, quarante ans et plus nous obtenons toujours les mêmes totaux :

A moins de révoquer en doute la bonne foi et la science de ce médecin nous devrons et nous pourrons croire à ce résultat statistique.

Mais s'il ajoutait : que la seule cause de ce résultat n'est qu'une des conditions hygiéniques du lieu, plus particulièrement observée, soit : l'*air marin* par exemple, ou tout autre agent modificateur dans tout autre endroit :

Oh ! alors, il serait permis de ne plus être aussi

accommodant, et je le prierais de vouloir bien réfléchir sur ce que j'ai dit, avec tant d'autres médecins, de la statistique médicale dans plusieurs endroits de mon livre sur la fièvre puerpérale, mais surtout aux pages 224, 225, 226, 227 et 228 ; en lui faisant observer que pour qu'une déduction statistique semblable fut justement appréciatrice de l'influence de cette condition atmosphérique, il faudrait que toutes les causes, moins celle-ci, pouvant agir sur l'organisme ou le constituer dans tel ou tel état organique morbide, fussent égales entr'elles dans les deux lieux; c'est-à-dire que si l'on voulait, par exemple, préciser l'action de l'air marin, sur les matelots, en comparant le lieu nommé navire, avec un autre lieu terrestre quelconque, mais assez éloigné de la mer pour que la modification imprimée à l'atmosphère locale du premier par l'agent *air marin* y manquât complètement, il faudrait que toutes les autres circonstances ambiantes atmosphériques moins celle-ci (air marin), telles que la température, la densité, la composition de l'air, etc., fussent égales, d'abord, dans les deux lieux sous peine d'être exposé à attribuer à l'une ce qui serait dû à l'autre : il faudrait en outre que tous les malades observés fussent du même âge, du même sexe, de la même constitution ou impressionabilité, de la même classe ou profession ; qu'ils habitassent des maisons égales en exigences hygiéniques ; qu'ils fussent tous aussi riches, ou aisés, ou malheureux ; qu'ils reçussent les mêmes soins et les mêmes remèdes du même médecin, chose très importante attendu que les traitements sont plus souvent qu'on ne pense la vraie et seule cause des issues heureuses ou funestes des maladies (*aphorisme de Sthal*), que leurs antécédents de famille ou de manière de vivre fussent égaux ; que ces observations eussent été faites dans la même saison et sous la même constitution médicale., etc., etc... Afin d'éviter la même raison d'erreur que nous avons signalée à propos des conditions atmosphériques, et parceque sans toutes ces égalités la moyenne chiffrée qu'on obtiendrait résulterait de chiffres non comparables, et pourrait être influencée par telle ou telle inégalité existant ici et non ailleurs, à bord où à terre, et ne donnerait ainsi que des à *peu près* insidieux, que des *peut-être* variables, que des insuffisances contradictoires selon chaque observateur. Différences ne pouvant nullement fixer l'opinion sur la valeur réelle de l'agent mis à l'étude, et résultats dangereux par conséquent à admettre comme bases d'inductions étiologiques ou doctrinales et thérapeutiques surtout; attendu : qu'en agissant contre un prétendu agent modificateur qui ne produirait pas effectivement l'affection qu'on voudrait traiter en conséquence de cette fausse supposition, on serait exposé à faire, le plus ordinairement, plus de mal que de bien en luttant contre une cause qui n'aurait pas produit l'effet qu'on voudrait détruire, et en négligeant celle qui l'aurait effectivement déterminé, ainsi que les vrais moyens à employer pour venir à bout de cette dernière.

Or, comme il est évidemment impossible de réunir toutes ces égalités, sans lesquelles pourtant le mode statistique ne peut donner que des renseignements douteux ou faux sur les moyens à employer pour la résolution des problèmes médicaux, il s'en suit : qu'on ne doit demander à ce mode que ce qu'il peut donner, c'est-à-dire : la constatation de la plus ou de la moins grande quantité de malades de telle ou de telle autre maladie, dans tel ou tel lieu, dans telle ou telle circonstance; mais que c'est ailleurs qu'il faut chercher les moyens de s'éclairer sur la *nature*, sur la vraie cause, et sur le meilleur traitement surtout à employer.

Relativement à ce qui nous occupe ici nous avons vu M. R*** attaquer une opinion reçue presque à l'unanimité, avec le secours de la statistique.

MM. Garnier, Boudin, Sistach, Balfour et moi, nous soutenons cette opinion avec le même moyen employé de la même manière. Le procédé est donc légitime, et si M. R*** a eu raison d'employer ce moyen, nous ne pouvons pas avoir eu tort d'y recourir de la même manière; s'il a eu tort, nous consentons à le partager, à condition toutefois qu'on voudra bien prendre la peine de regarder qui a le mieux usé du même mode invoqué des deux côtés pour arriver à une conclusion admissible.

Mais alors la question en litige resterait entière et indécise, et elle devrait de nouveau être remise à l'étude sans plus d'égards pour M. R*** que pour M. Garnier.

Ainsi donc les causes ou raisons de maladies en général et de celles des organes de la respiration en particulier ne sont pas en défaut à bord des bâtiments.

En est-il de même des moyens thérapeutiques reconnus nécessaires pour y établir une bonne médication, ou seulement une prophylaxie anti-pneumonique ou anti-phthisique ?

C'est ce que nous allons voir.

Il est généralement admis maintenant d'après les données de la pratique, lesquelles se trouvent d'accord du reste avec celles des vues théoriques déjà citées de GRAVES, de BOUCHARDAT, de PIORRY etc. Que la phthisie pulmonaire, une fois déclarée, exige pour sa curation rationnelle une thérapeutique plutôt *tonique* que *sédative* ; un régime gras et restaurant plutôt que maigre et débilitant; une hygiène irréprochable quand aux *circumfusa* et par conséquent aux vêtements, moyens auxiliaires puissants de cette partie de l'hygiène, Eh bien ! voici ce que nous trouvons à bord à côté des nombreuses causes détériorantes de l'organisme en général et de sa partie thoracique en particulier. Voici le bilan des resssources alimentaires et vestiaires que le marin a à sa disposition pour réparer ses pertes, entretenir ses forces, empêcher la perversion de la nutrition et prévenir la détérioration de ses organes :

RATION DE JOURNALIER OU DU PORT.

		Déjeuner	Dîner.	souper.	Observations
Pain frais....	750 gr.	250 gr.	250 gr.	250 gr.	Farine épurée à 15 0/0
ou					
Biscuit.......	550 gr.	183 1/3	183 1/3	183 1/3	
Vin..........	46 c^tres		23 c^tres	23 c^tres	Les Mousses n'ont ni vin, ni bière, ni cidre.
ou					
Bière ou Cidre.	92 id.		46 id.	46 id.	
Café	20 gr.	20 gr.			
Sucre........	25 gr.	25 gr.			
Viande fraîche	300 gr.		300 gr.		Les Dimanche Mardi Mercredi Jeudi Samedi
Légumes verts	0 f. 0165		0 f. 0165		
Fromage.....	90 gr.		90 gr.		Lundi
Morue.......	120 gr.		120 gr,		Vendredi
Légumes secs c-à-d. Fayols, fèves, ou pois.....	120 gr.			120 gr.	
ou					
Riz..........	60 gr.			60 gr.	

ASSAISONNEMENTS.

Beurre.......	30 gr.	pour chaque dîner en morue.
id.	10	chaque repas en légumes ou riz.
Huile d'olive..	18	chaque dîner en morue.
id. id. ..	8	chaque repas en légumes ou riz.
Sel..........	22 gr.	
Vinaigre	3 c^tres	pour chaque dîner en morue.
Id.	9 »	chaque repas en légumes ou riz.

RATION A LA MER, DITE DE CAMPAGNE.

En mer les causes de maladie augmentent en nombre et en intensité, et nous allons voir que la ration diminue de bonté et de puissance restaurante ou nutritive.

		Déjeuner	Dîner.	souper.	observations.
Biscuit	550 gr.	183 1/3	183 1/3	183 1/2	
ou					
Pain frais	750 gr.	250 gr.	250 gr.	250 gr.	
—					
Eau-de-vie ou Rhum	6 c[tres]	6 c[tres]			
—					
Vin..........	23 id.		23 c[tres]	46 c[tres]	
—					
Café	20 gr.	20 gr.			
—					
Sucre........	25 gr.	25 gr.			Dimanche. Lundi. Mardi. Mercredi. Jeudi. Samedi.
—					
Bœuf salé (*) ..	250 gr.		250 gr.		
ou					
Lard salé.....	225 gr.		225 gr.		
avec					
Légumes secs.	60 gr.		60 gr.		
ou					
Riz..........	30 gr.		30 gr.		
—					
Fromage.....	120 gr		120 gr.		Vendredi.
—					
Légumes secs.	120 gr.			120 gr.	
ou					
Riz	60 gr.			60 gr.	
ASSAISONNEMENTS.					
Choucroute ..	20 gr.	par repas en légumes ou riz.			
ou					
Achards......	7g 7dgr	id.		id.	
ou					
Oseille confite.	10 gr.	id.		id.	
—					
Beurre.......	15 gr.	par panade.			

(*) Si l'on ne pouvait pas *faire la chaudière* (façon de parler qui signifie allumer le feu à cause du mauvais temps ou de toute autre raison accidentelle), on donnerait du fromage, mais à raison de 60 gr. par souper.

RATION A LA MER, DITE DE CAMPAGNE.

ASSAISONNEMENTS.		
Huile d'olive .	15 gr	par repas en légumes ou riz.
—		
Graines moutarde	2 gr.	pour chaque dîner de salaison.
—		
Poivre ou piment..	15 gr.	pour chaque déjeuner en panade et chaque dîner en salaison.
—		
Sel..........	24 gr.	
—		
Vinaigre.....	5/mil^res	pour chaque repas de légumes ou de riz et 5 millilitres pour aciduler l'eau des charniers et la préparation de la moutarde.

C'est-à-dire, en définitive, que les restaurants alimentaires dont peut disposer l'homme de mer, pour se maintenir dans un état normal d'organisation et de fonctions, au milieu de mille causes de perversion et de perturbation de cet état, sont :

I.

DANS LE PORT OU RATION, DITE DE JOURNALIER :

1° Au déjeuner...	Pain...........	250 grammes.
	ou	
	Biscuit.........	183 gram. 1/3.
	—	
	Café	20 grammes.
	—	
	Sucre...........	25 grammes.
2° Au dîner......	Pain...........	250 grammes ...
	ou	
	Biscuit.........	183 gram. 1/3.
	—	
	Vin............	26 centilitres.
	ou	
	Bière ou cidre...	46 centilitres.

DANS LE PORT OU RATION DITE DE JOURNALIER.

Dîner	Viande fraîche.	300 gr.	Dimanche. Mardi. Mercredi. Jeudi. Samedi.
	— avec Légumes verts.	0 f. 0165	
	— Fromage	90 gr.	Lundi.
	— Morue	120 gr.	Vendredi.
3° Au souper	Pain	250 gr.	
	ou Biscuit	183 1/3.	
	— Vin	23 c^{tres}	
	ou Bière ou cidre	46 id.	
	— Légumes secs.	120 gr.	
	ou Riz	60 gr.	

II.

EN MER OU RATION DITE DE CAMPAGNE.

Remplaçons les 300 grammes de viande fraîche par 250 grammes de bœuf salé ou 225 grammes de lard salé, et les 750 grammes de pain frais par 550 grammes de biscuit, c'est-à-dire : remplaçons une certaine quantité de substances plus ou moins saines, fraîches, nourrissantes et réparatrices, par une quantité moindre de substances moins saines, sèches, moins nourrissantes, moins réparatrices surtout, dépourvues de presque toutes leurs parties graisseuses (ce qui, selon M. Bouchardat entre autres, serait nuisible à l'acte respiratoire) et nous aurons la Ration dite de Campagne ou de mer. C'est-à-dire encore une ration moins bonne, moins réparatrice en quantité et en qualité !

— car il faut savoir ce que sont le bœuf et le lard salé et en avoir mangé pour s'en faire une idée juste (1) — que celle du port, pour aller résister à l'augmentation en nombre et en intensité de toutes les causes de maladie existant ou pouvant se développer à bord pendant une campagne; ainsi qu'à celle de toutes les privations, de toutes les fatigues, de tous les dangers, de tous les travaux imprévus que la navigation crée et nécessite inévitablement.

La carte que je viens de faire connaître ne ressemble pas beaucoup à une carte de la *Maison Dorée*, et il est probable que S. M. l'Impératrice d'Autriche, quelle que soit la maladie chronique qui l'a obligée de quitter Vienne,—c'était décidément une maladie de poitrine (2),— n'aurait pas guéri par ces moyens alimentaires ; ou, que, si elle eût guéri malgré eux, il aurait fallu attribuer une puissance curative extraordinaire au calorique aidé de l'air marin de l'atmosphère de Madère, de Corfou et de Venise.

C'est à ne pas croire à tout cela quand on n'en a pas subi l'influence, mais, alors, c'est à ne pas comprendre comment il peut être possible de négliger tant de raisons positives, tant de causes certaines et incontestables de maladies, accompagnées de si peu de moyens d'annulation de l'effet de ces causes et de résistance à leur puissance, pour rendre responsable de tous les maux observés à bord, en général, et surtout des fâcheuses issues des principaux d'entr'eux, tels que les maladies de poitrine sous toutes les formes, pour en rendre responsable, disons-nous

(1) Il avait été proposé en 1821, de remplacer le bœuf et le lard salé par des viandes d'Appert, l'essai en fut fait, le résultat avantageux. Sans augmentation de dépenses on aurait pu exécuter une amélioration sans prix pour les marins ; mais il n'en fut rien. La cause ? on se la demande. Quelques personnes ont fait des suppositions malveillantes qu'il ne nous convient pas de rapporter ici. Toujours est-il qu'il n'en a plus été question.

(2) Voir l'*Union* n° 102, 1863. Climatologie, Articles sur les stations maritimes par M. le docteur Carrière.

un agent (l'air marin) qui n'en a jamais été accusé par personne ; qui, au contraire, a toujours été considéré comme pouvant aider les marins par sa pureté relative plus grande, par l'absence presque complète d'acide carbonique, de poussières, de débris moléculaires terrestres, de vapeurs ou d'émanations miasmatiques ; par sa densité plus grande, et son oxygénation relative plus forte ; par la présence en lui de particules salines, d'iode, de brôme, de chlorures etc. etc. et par ses propriétés toniques résultant de cette composition, pour rendre responsable, répéterons-nous, de tous ces fâcheux résultats un agent qui a toujours été considéré, au contraire, comme pouvant aider les marins à résister aux autres causes de perturbation, de débilitation, de perversion nutritive et d'altération organiques quelconques enfin, qui ne cessent pas d'agir sur eux.

Je sais bien que M. R*** ne méconnaît pas l'existence, la puissance et la quantité des causes morbigènes se rencontrant à bord des navires, mais toujours est-il qu'il a attribué à l'air marin ce qui n'est dû en général qu'à un défaut d'hygiène, et plus particulièrement à une insuffisance de nourriture et de vêtements coïncidant avec une exubérance d'humidité et de travail ; et que les cas de maladies de poitrine, tuberculeuses ou non, qui lui ont paru rapidement enlever les malades soumis à l'influence de l'air marin ne prouvent qu'une chose : la profondeur incurable d'un mal arrivé à cette période de toute altération organique chronique, où, tous les moyens, mêmes les meilleurs, d'une période moins avancée de ce même mal, non seulement ne guérissent pas mais encore facilitent la destruction de l'agrégat organique.

Il a été souvent parlé de l'insuffisance des aliments et des vêtements, nous venons de prononcer de nouveau ces mots. Il est possible, maintenant qu'on connaît la ration du marin et tout ce qui se passe à bord de mieux préciser et prouver la chose.

Les faits suivants suffiront, je pense, pour démontrer l'insuffisance de la nourriture.

L'ordonnance sur la marine accorde une ration supplémentaire dite de *boulimique*, à ceux qui pourraient ne pas avoir assez de la ration ordinaire. D'après les tableaux que nous avons donnés, on avouera, je pense, avec moi, qu'il n'est pas nécessaire d'être boulimique pour ne pas se contenter de cette ration ordinaire. Ce supplément de pain est accordé, mais selon une proportion minime qui ne paraît pas suffisante, car, toutes les fois que j'ai été chargé du service de santé à bord des grands bâtiments surtout, je me suis toujours vu dans l'alternative ou de transgresser l'ordonnance, ou de laisser souffrir les hommes de faim en leur refusant, non de la pitance, mais du pain. Après m'être assuré qu'il n'y avait point d'abus caché dans ces demandes réitérées de biscuit, j'ai cru devoir outre-passer les limites tracées parce que j'ai souvent vu des officiers, et moi-même, manger une galette de biscuit (c'est-à-dire le déjeuner d'un matelot) en attendant celui de l'état-major, lequel est bien autrement nourrissant que celui de l'équipage : et j'ai facilement compris, qu'un gabier (1) surtout, qui n'a ingéré que sa ration journalière, c'est-à-dire trois galettes semblables, un morceau de viande salée, quelques cuillerées de fèves et *une* tasse de café, et quel café ?... pourrait encore avoir appétit, surtout après un travail forcé. J'ai compris surtout qu'avec ce régime le matelot ne devait que rarement avoir affaire avec la goutte ; et en effet, en cherchant dans ma mémoire je n'ai pas souvenance d'avoir jamais eu à en traiter de ce mal, qui, par contre, est assez commun dans l'état-major sous maintes formes.

On conçoit donc qu'avec cette conviction j'ai dû souvent dépasser l'allocation réglementaire, aussi trouvé-je dans

(1) Matelots qui font leur service dans la mâture.

mon *Mémoire sur l'hygiène navale* déjà cité, qu'en 1837, à bord du vaisseau le *Suffren* j'ai dû donner un supplément de biscuit à plus de 160 hommes sur 7 à 800.

Qu'en 1839, à bord du vaisseau l'*Iéna*, plus de 200 hommes recevaient ce supplément qui avait été demandé par plus de 300 : Que le *Montebello*, le *Triton* et le *Trident* avaient tous une aussi longue liste d'hommes ayant ou désirant avoir cette allocation supplémentaire ; et qu'après avoir pris les précautions les plus minutieuses pour ne pas être trompé, après avoir fait observer les *plats* (1) par le capitaine d'armes, jamais il n'est resté de biscuit dans ces plats.

Quant à l'insuffisance des vêtements, elle n'est pas absolue, mais relative. Le *sac* du matelot, composé comme l'indique le tableau suivant, serait suffisant pour préserver un homme à terre des modifications morbides susceptibles d'être produites par les vicissitudes atmosphériques (chaud, froid, humidité, etc.), mais les exigences de la navigation sont telles que la garde-robe de l'officier même est souvent insuffisante aussi. De sorte que, d'après ce que nous avons déjà dit, et malgré la quantité raisonnable de vêtements nécessaires pour le métier qu'il exerce, le matelot peut ne pas en avoir assez par la continuation trop longue des mauvais temps et des pluies, auxquels il est forcé de prêter sa main et son dos de quatre heures en quatre heures, le jour comme la nuit.

Quant au défaut de vêtements selon les saisons, les heures de la journée, les services commandés, ce n'est pas la faute de l'ordonnance sur la composition du sac, mais bien celle des ordres de service qui ne prennent pas assez pour base les exigences absolues de l'hygiène. Nous en avons déjà dit un mot.

(1) On appelle ainsi chaque réunion d'un certain nombre d'hommes mangeant ensemble.

COMPOSITION DU SAC DU MATELOT.

1 Paletot bleu.	2 Paires bas de laine.
1 Caban.	1 Cravate laine noire.
2 Pantalons drap bleu.	1 Cravate lasting.
2 Idem blanc.	1 Chapeau feutre verni.
2 Idem de fatigue.	1 Idem paille.
1 Vareuse en toile.	1 Casquette drap bleu.
2 Chemises molleton bleu.	2 Bonnets de travail.
4 Idem toile blanche.	2 Paires de souliers.
2 Idem coton tricoté.	Brosses.
1 Paire de guêtres.	Peignes, etc.

Il est extrêmement regrettable que les chemises en molleton bleu et que celles en coton tricoté ne soient pas en laine, la moitié au moins devrait être en cette substance.

En 1838, je demandais dans mon *Mémoire sur l'hygiène navale*, comme addition très utile à faire à ce sac, pour le rendre aussi complet que possible :

1° Le remplacement de la capote en drap, trop étroite et trop courte, par une blouse en drap ouverte et fermée sur la poitrine, et finissant à un pouce au-dessous des genoux.

2° Une paire de bottes au lieu de guêtres qui sont inutiles à bord,

3° Une vareuse rendue imperméable à la manière des matelots, par un mélange de suif et de goudron, préparation que chaque homme lui ferait subir à bord.

Je crois encore en 1864 que c'est ce qu'on pourrait donner de mieux et de plus sain aux marins.

Tous ces détails ne sauraient être considérés comme oiseux, je pense, dans un travail où il était important de faire ressortir les véritables causes des maladies des organismes plus particulièrement soumis à l'influence de l'air marin, afin de décharger cet agent de la responsabilité grave qu'on a voulu faire peser sur lui à propos des maladies pulmonaires de ces organismes.

Ne perdons jamais de vue l'objet de ce mémoire. Notre travail doit répondre à cette double proposition.

L'air marin est-il *utile* ou *nuisible* aux phthisiques ?

Tout ce qui précède nous semble prouver suffisamment qu'il est plutôt utile que nuisible à la grande majorité de ces malades, et qu'il ne cesse de leur être utile, qu'il ne paraît même parfois leur être nuisible, que lorsque rien ne peut plus arrêter dans sa marche destructive l'altération organique qui les mine.

Il nous reste donc à rechercher si l'air marin, tout en ne devant pas être mis au nombre des causes des maladies de ceux qui subissent plus immédiatement son influence, est pour quelque chose dans la résistance que ces individus manifestent contre ces causes ; en d'autres termes :

1° Si l'air marin est *tonique*, *excitant*, *vivifiant*, *conservateur* de la forme organique de l'agrégat vivant :

2° S'il doit ses propriétés à l'iode, au brôme, au chlore, au phosphore etc. ou à sa plus grande pureté, ou à tout autre de ces qualités :

3° Si l'homme de mer et les phthisiques ont besoin d'être tonifiés et de l'être par cet agent ou simplement d'être influencés par lui ?

Ce cadre est vaste, il nous est impossible de répondre d'une manière absolue à toutes ces questions, mais en nous entendant sur la véritable valeur des mots nous pourrons, en attendant mieux, mettre sur la voie d'une réponse plus catégorique en indiquant les études et les principes à suivre pour arriver à une solution certaine. C'est ce que nous allons essayer de faire dans la seconde partie.

DEUXIÈME PARTIE.

L'air marin est-il *tonique?*.......

Voilà une question aussi mal posée que la plupart de celles que posent les sciences incomplètes. Pour oser la poser en ces termes, en effet, sait-on suffisamment ce que signifient le mot *ton*, et ses composés, *tonifier*, *tonicite*, *tonification*, *tonique* enfin?

Oui! répondra-t-on :

« Un tonique provoque lentement la *contractilité insensible* des tissus, et leur rend tout ou partie de leur *force d'action naturelle* sans produire de *l'excitation*» *(Mérat et Delens. 1834. pag. 753.*

Ou bien, et dix ans après :

« Un tonique augmente graduellement *l'action vitale* de nos tissus sans *astringence ni excitation* etc.» *(Dictionnaire répertoire général de médecine 1844.)*

Ou encore et entre ces deux époques :

« Les *toniques* rendent de la *tonicité* aux tissus, reconstituent les *fonctions assimilatrices* et impriment à l'organisme de la *résistance vitale.*» (TROUSSEAU et PIDOUX 1837.)

Ou enfin à l'article *tonique* du grand dictionnaire de NYSTEN par LITTRÉ et ROBIN 1858 :

« *Tonique*, épithète donnée aux médicaments qui ont la faculté *d'exciter* lentement et par degrés insensibles l'action organique des divers systèmes de l'économie animale, et d'augmenter leur force d'une manière durable.»

La tonicité, selon STHAL, est l'état des parties vivantes qui permet un mouvement de tension et de relâchement qui chasse le sang et les autres humeurs, les dirige vers certains organes etc. *(De motu tonico vitali.) Halœ 1702 page 30.*

Ah ! c'est donc là ce qui fait répondre oui, à la question ?.. c'est là tout ce qu'on sait sur les toniques ? ... et c'est avec cela qu'on s'imagine savoir ce qu'on fait en administrant des toniques ?....

Si j'étais organisé de manière à me contenter de mots, j'avoue que je préférerais à ces définitions courantes, celle que je lisais dans le traité élémentaire de matière médicale de Barbier d'Amiens, il y quarante-cinq ans (1819), parce qu'elle indique une des principales *desiderata* de la thérapeutique, dont les autres définitions ne paraissent pas se douter ; à savoir : *la modification matérielle de l'agrégat organique mis en rapport avec toute substance médicamenteuse.*

Cette définition la voici :

« Les médicaments réunis sous le nom de toniques, de « *tonos*, ton, tension, raideur, ont aussi été appelés « *corroborants* de corroborare (*robur*) rendre plus fort, « styptiques de *stupho*, je resserre ; astringents, *d'astringere*, serrer, rétrécir etc.— indications étymologiques précieuses en ce qu'elles apprennent une chose importante qu'on ne devait jamais perdre de vue, et dont on fait pourtant toujours bon marché, à savoir : que les toniques, comme les médicaments d'une même classe, du reste, n'agissent pas tous d'une manière intime égale.— « La *propriété agissante* que recèlent « ces médicaments, les distingue des autres agents de la ma- « tière médicale, par un caractère qui lui est propre : son « exercice détermine dans les organes vivants *une modifi-* « *cation de leur tissus, qui spécifie l'opération des toniques* « *etc. etc. etc.* »

La bonne voie était ouverte mais............ les esprits n'étaient pas disposés pour la trouver bonne.

Eh bien ! ma conscience médicale plus exigeante encore, ne croit pas savoir ce qu'elle fait lorsqu'elle ordonne des toniques, en ne sachant que tout cela sur eux. Car enfin ces prétendues définitions ne sont que des paraphrases du sens abstractif des mots *ton*, *tonicité*, *action vitale organique*, *contractilité*, *force d'action naturelle*, *fonctions vitales etc.* et ne signifient pas autre chose que ceci : les toniques sont des agents qui tonifient en donnant du ton aux parties, ou en entretenant leur *tonicité vitale* naturelle ou acquise. Ce qui, traduit en langage organicien qui est le seul que les médecins devraient parler, signifie : que les toniques sont des *modificateurs de l'agrégat matériel organique*, qui lui permettent de conserver ou de récupérer son mode d'organisation propre, d'où résulte la conservation ou la récupération de ses propriétés et de ses fonctions dont on ne doit s'occuper qu'en seconde ligne, attendu qu'elles ne sont que des résultats de l'organisation propre de cet agrégat.

Pourquoi peut-on traduire ainsi cette phrase, ce texte ontologique?.....

Parce que la matière de l'agent médicinal, quel qu'il soit du reste, agit d'abord sur la matière organique et non sur ses propriétés, qui ne peuvent être ainsi que consécutivement modifiées.

Comment peut-on prouver que cela se passe ainsi?

On pourrait dire pour toute réponse, que le bon sens, le plus ordinaire même, indique que cela ne peut pas se passer autrement, parce qu'il est évident qu'un objet qui en touche un autre de manière à provoquer en lui des actes ostensibles doit le modifier ou en être modifié.

Mais comme il ne saurait suffire d'une simple réponse par le bon sens, dans une question où l'on n'a jamais cru devoir le prendre pour seul guide, nous allons ajouter quelques réflexions sur cette explication fournie par « *cette sagesse dans les pensées, par cette faculté que Dieu nous a accordé de concevoir les choses d'une manière utile* » et dont l'absence a donné naissance au proverbe espagnol suivant :

« La science est folle si le bon sens ne la gouverne. »

Un chimiste aidé ou non du microscope pourra seul nous le dire un jour.

L'histologie microscopiquement et chimiquement étudiée peut seule nous dévoiler tout cela : et voici comment il est possible de comprendre qu'on puisse en arriver là :

Prenez un agrégat vivant dans l'état de santé, constatez sa forme et sa constitution ou sa structure. Mettez-le ensuite en rapport avec un agent quelconque, puis observez ce qui se passe en lui et dans cet agent.

Prenez un même agrégat organique malade d'une manière déterminée, constatez aussi sa forme et sa constitution nouvelle, mettez-le ensuite en rapport avec le même agent et notez ce qui se passera en lui et dans ce même agent : et lorsque vous aurez un jour devant vous cette maladie, et que vous prescrirez cet agent, vous saurez ce que vous faites et pourquoi vous obtenez tel ou tel effet.

Tout cela est facile à dire mais non à faire, j'en conviens ! Tout cela est difficile pour le commun des médecins, mais non pour les Cl. Bernard ou les Robin; des intelligences semblables sont créées pour *mâcher le morceau* aux autres, pardon du terme, mais aucun ne rendrait aussi bien l'idée que j'ai voulu exprimer.

Si l'on n'arrivait ainsi, d'abord, qu'à des *à-peu-près*, on serait au moins dans la bonne voie, et l'on finirait par aboutir à des certitudes.

Calculez où nous en serions si l'on avait toujours pensé et agi de même depuis deux mille ans !... nous saurions à quoi nous en tenir sur vingt mille remèdes au moins, en supposant qu'on ne se fût fixé que sur la valeur et le mode d'action réels de dix par an ! Eh ! il en faut si peu pour bien faire !!!

On objectera peut-être, qu'un agrégat organique séparé du corps ne doit plus réagir sur la molécule de l'agent mis en rapport avec lui, ni cette molécule sur lui, comme lorsqu'il faisait partie du corps ou de l'organe d'où on l'a extrait! en d'autres termes, comme lorsqu'il vivait?

Mais attendu que la vie n'est pour nous qu'un effet dépendant d'un mode d'organisation qui persiste plus ou moins longtemps encore dans l'agrégat qui le présente après sa séparation de l'être vivant, cette objection n'a pas autant de valeur pour nous que pour ceux qui pensent que la vie est tout; que c'est sur elle qu'on agit, que c'est elle aussi qui agit.

Cependant cette objection a une réelle valeur, mais pas assez forte pour ne pas continuer à croire que la modification obtenue n'indiquerait pas toujours, *à peu près au moins*, celle qui se serait effectuée pendant que l'agrégat expérimenté faisait encore partie du corps auquel il appartenait. Car pour nous, il faut le répéter, corps vivant ou corps organisé matériellement d'une certaine manière, c'est tout un.

L'organisation dite vitale ne persiste-t-elle pas plus ou moins longtemps dans des parties séparées d'un corps vivant?... Ne persiste-t-elle pas dans un corps entier même après la cessation du mouvement vital apparent? (syncopes, commotions, asphyxies et toutes les différentes et nombreuses morts apparentes)? Après la mort réelle elle-même? Est-ce qu'on ne fait pas contracter les muscles d'un mort? Est-ce qu'on ne fait pas sécréter certains produits, digérer, jusqu'à un certain point, certaines substances? etc.

Au surplus, l'histologie *comparée* pourrait servir à éclaircir la chose, et à donner la mesure de la valeur de l'objection en permettant d'agir, avec un même agent, sur les mêmes parties organiques non séparées d'un corps en pleine possession de la vie. Dans tous les cas on serait, nous le redisons avec conviction, dans la voie de la bonne méthode, et on pourrait tirer de cette méthode tout ce qu'il nous est donné d'en tirer.

M. Cl. Bernard vient bien de dire, dans sa belle leçon d'ouverture de son cours de physiologie générale, sur les organismes (voir la *Revue des Cours scientifiques*, n° 19, 9 avril 1864, page 233) :

« Il ne faudrait pas s'imaginer qu'on puisse saisir sur le cadavre le secret des phénomènes de la vie. Quand l'anatomiste nous dit : que la présence des fibres musculaires dans tel organe, lui apprend qu'il a la propriété d'être contractile, il se refère implicitement aux caractères qui ont été observés sur l'être vivant, car le seul aspect des fibres mortes ne prouve aucunement leur contractilité. « Croire que la structnre nous apprend quelque chose à cet égard, c'est donc commettre une confusion c'est transformer un *à posteriori* en *à priori*. »

Mais :

Est-ce que toutes les fibres sont construites de la même manière ? Est-ce que la fibre, mieux, est-ce que la molécule musculaire a la même structure pour ne pas dire la même organisation que la nerveuse ou que la muqueuse ? etc.

Est-ce qu'il ne faut pas à la musculeuse une structure particulière et différente pour que le phénomène contractilité musculaire puisse s'effectuer ?

Si la forme que nous parvenons à déchiffrer dans chaque agrégat organique ne nous apprend encore rien sur leurs propriétés, sur leurs fonctions, n'est-il pas logique et raisonnable de penser que nous ne savons pas encore assez bien connaître la différence d'organisation intime de chacune d'elles ? Une molécule musculaire se contracte de *telle façon*, parce qu'elle est organisée, *structurée* de manière à pouvoir se contracter ainsi, et partout où je pourrai reconnaître une composition, une structure pareille, je ne ferai pas, ce me semble, un *à priori* d'un *à posteriori* en disant : Vu cette structure, cette molécule doit jouir du pouvoir contractile de la molécule des muscles.

Voilà des réflexions utiles à ma façon de penser que je soumets humblement à l'appréciation magistrale du savant et positif professeur du collége de France, pour savoir si elles sont justes et valables.

Comme tous mes confrères, qui ont été élevés médicalement de manière à ne s'occuper sérieusement que des propriétés de la matière vivante, et non de cette matière elle-même, j'ignore ce que nous devrions tous connaître; mais cette définition — *celle de* BARBIER *organiciennement expliquée* — indique au moins clairement :

1° Ce qu'il faudrait savoir pour ne pas agir en aveugles en administrant un remède en général, ou des toniques en particulier ;

2° La voie à suivre pour arriver un jour à une résolution fructueuse de la question thérapeutique, qui est ainsi aussi bien posée qu'elle peut l'être au milieu de l'ignorance où nous sommes des principales données de tout problème biologique hygide ou morbide :

Données qui ont toujours été et qui seront éternellement :

1° La composition intime de l'agrégat organique sain ou malade ;

2° La manière intime d'agir des milieux ou des moyens employés pour modifier cette composition intime en bien ou en mal, dans un sens ou dans un autre, selon tel ou tel autre mode etc. etc.

Données qui sous le rapport thérapeutique se résolvent en ces deux propositions ? . . . .

« *Qu'est-ce que la maladie organiquement et matériellement parlant ?*

« *Quelle modification organique ou matérielle doit subir l'agrégat vivant malade pour revenir à l'état sain sous l'influence d'un agent médicamenteux quelconque ?*

Par ce langage et avec cette vue profonde, comme dirait LIÉBIG, on arrive au moins à la véritable inconnue c'est-à-dire à un fait indiscutable, *l'organisation :* tandis qu'avec le langage employé par les autres vues doctrinales ontologistes, dites vitalistes, on n'arrive aussi qu'à une inconnue, qui une fois dégagée ne nous conduit qu'à une abstraction, laquelle nous laisse aussi ignorant qu'avant du but que nous avons à atteindre. Tandis que si nous connaissions la composition matérielle intime de l'agrégat organique sain ou malade — ce qui constitue une portion de l'inconnue organicienne, — et ce qu'un agent tonique, par exemple, ajoute, retranche, conserve ou change dans cet agrégat, — ce qui constitue l'autre partie de l'inconnue organicienne — nous pourrions dire que nous en savons davantage que ceux qui se contentent de dire : un tonique tonifie, entretient ou augmente le ton d'une partie ou d'un organisme !....

Le *ton* est l'inconnue vitaliste, qui en cache un autre, et cette autre ne saurait être que le mode d'organisation correspondant à cette propriété *ton ;* vers laquelle inconnue la question posée à la manière organicienne conduit de suite, oblige d'étudier, de chercher à connaître, et qui une fois connue ne laisserait plus rien d'obscur ou de non résolu dans le problème vital, tant dans l'ordre sain que pathologique et que dans la série thérapeutique !

J'aurais encore beaucoup de choses à dire là-dessus, mais je crains que les impatients, c'est-à-dire ceux qui ne veulent ou ne peuvent pas les comprendre, ne disent que ce n'est ni le lieu ni le temps de parler ainsi. Le lieu !.. ils auraient tort, attendu que les choses médicales sont toujours à leur place dans une discussion médicale quand elles ont du rapport, surtout, avec les questions discutées..... quant au temps ils auraient raison, peut-être, parce que les meilleures choses passent inaperçues présentés à des esprits prévenus ou insuffisamment préparés pour les entendre, et au-dessous des notions progressives qu'elles représentent.

Dire, cependant, qu'il faut connaître à fond l'organisation pour remédier à ses désordres ?

Prétendre qu'il est important de connaître chaque manière d'agir de chaque modificateur sur cette organisation, pour savoir ce que l'on fait en traitant une maladie!

Tout cela ressemble à l'une de ces naïvetés enfantines qui font sourire quand on les entend formuler sérieusement par des hommes faits, tant leur simple exposition semble emporter l'évidence ; et cependant cette naïveté est comparable à la découverte qu'on vient de faire naguère. « *Que la mère nourrit son fœtus,* » puisque comme nos prétentions, cette découverte n'est pas plus susceptible d'objections, ce me semble, que la proposition suivante : Il fait jour en plein midi. J'eusse compris, et il aurait été raisonnable qu'on cherchât comment la mère nourrissait son fœtus, mais mettre en question si elle le nourrit, si elle lui fournit les matériaux et les conditions nécessaires pour son existence et pour son développement! autant vaudrait réellement chercher à prouver que deux et deux font quatre.

Je le répète, l'évidence ne se démontre pas et le temps employé à le faire est du temps perdu pour la recherche de démonstrations autrement importantes, dont le nombre n'est pas petit. Le temps qui nous est donné par Dieu n'est pas assez long pour le gaspiller en études inutiles.

Les deux propositions que nous émettons ici, répètons-nous, ressemblent à une découverte hasardée, parce que jusqu'ici on s'est borné à enseigner :

1° Que pour remédier aux désordres de l'organisation appelés *maladies*, il suffisait de connaître, non cette organisation elle même mais ses résultats ; c'est-à-dire les facultés ou les propriétés qui en découlent comme un effet découle de sa cause.

2° Que la connaissance de cette organisation dans son intimité n'était qu'accessoire pour les besoins de la pathologie.

Et 3° que pour savoir ce que l'on fait en traitant une organisation malade, il importait de connaître la manière d'agir des remèdes non sur cette organisation mais sur ses produits, ses résultats, ses fonctions; puis les donner pour tâcher d'agir non sur cette organisation, mais sur ces fonctions, ces résultats et ces produits!......

C'est à ne pas y croire et cependant cela est! et ceux qui, comme BARBIER d'Amiens, voudraient protester doivent s'attendre à être présentés ainsi que lui (1) « *comme un spectacle douloureux pour les amis de* ce qu'on est convenu d'appeler *la vraie science* » (2) laquelle se résume, du propre aveu de ces amis là, en un vague éclectisme et en un inintelligent empirisme.

Dans les considérations générales du traité élémentaire de matière médicale de BARBIER sur les médicaments, sur leur force active, sur leur action locale, sur leurs effets, sur leur action thérapeutique, sur leur classification, sont renfermés cependant les vrais éléments d'une saine doctrine médicale thérapeutique. Si cet ouvrage paraissait aujourd'hui, il irait de suite se placer à côté de la chimie de LIÉBIG, des expériences de Cl. BERNARD, et des œuvres de ROBIN.

Il faut pour toutes choses une époque donnée et propice. N'en fallût-il pas une même pour le Christ Rédempteur?..

Nous ne savons donc pas ce qu'il faudrait que nous sussions pour répondre catégoriquement à cette question : L'air marin est-il tonique? Puisque nous ignorons quelles sont les conditions matérielles organiques de la tonicité vitale normale, et encore plus ce qu'une maladie ou un remède apportent de changement dans ces conditions pour éloigner ou ramener cet état normal, et la tonicité qui en est le résultat.

Comment répondrons-nous donc à cette question dont la solution ferait cesser tant d'incertitudes sur les stations hivernales et sur l'hygiène navale?

(1) 1re édition du traité thérapeutique de Trousseau et Pidoux.

(2) Voir Appendice, 3me partie, note 1.

Nous répondrons empiriquement comme on l'a fait jusqu'à présent en attendant qu'on ait exécuté ce que nous avons dit qu'il fallait faire — (voir page 66) — pour mieux répondre, en nous servant des mots-énigmes du vitalisme et des formules ontologiques qui en sont la suite ; nous dirons donc : Que l'air marin est plutôt tonique, excitant, vivifiant, c'est-à-dire conservateur de la forme organique, qu'asthénique ou débilitant, ou déformateur de cette combinaison ; parce que une sorte de *consensus omnium* l'a toujours considéré comme tel ; parce que tout ce que nous avons dit de lui dans la première partie de ce travail semble prouver qu'il agit ainsi ; parce que les matériaux qui entrent dans sa composition accidentellement ou d'une manière constante, tels que l'iode, le brôme, le chlore, le phosphore, peut-être l'ozone seuls ou unis et combinés avec des alcalis nécessaires à l'organisation normale de nos parties, et donnés à doses convenables ou à propos administrées, agissent de même sur elles ; parce que sa plus grande *pureté* relative, sa *densité* plus considérable qui implique une plus grande dose du gaz vital par excellence, l'*oxygène*, par volumes égaux, ne peuvent que faciliter les fonctions *vitales* par leur action bienfaisante et *revivifiante* sur le sang veineux pulmonaire, et par lui sur tout le matériel organique.

Tout cela étant admis :

L'homme de mer et les phthisiques ont-ils besoin d'être tonifiés?... et de l'être par cet agent ? ou simplement d'être soumis à son influence ?....

Évidemment d'après tout ce que nous avons déjà dit, il nous est impossible de répondre à la partie de cette question relative à l'homme de mer, autrement que par une affirmation complète. Mais pouvons-nous être aussi formels, aussi affirmatifs pour les phthisiques ? Évidemment aussi, non !.....

Faisons une enquête chez les populations et les médecins

des stations maritimes, ainsi qu'auprès des malades qui les fréquentent (1) et nous resterons convaincus cependant, qu'en général, les stations maritimes chaudes d'une manière tempérée et égale, telles que Menton, Nice, Cannes, etc., etc... sont favorables et utiles à ces malades : que quelques-uns y guérissent; que le plus grand nombre y éprouvent une amélioration incontestable; que beaucoup leur doivent une prolongation d'existence non discutable; et que si quelques-uns y meurent, c'est qu'il est d'abord des degrés de maladie qui ne peuvent être modifiés en bien ou en mieux par aucun agent médicamenteux ou hygiénique, quelque approprié qu'il soit même au mal pour lequel on a recours à son influence : et ensuite, c'est qu'il existe des phthisies qui ne s'accommodent pas des qualités de l'air marin. Phthisies auxquelles l'air moins dense et moins *excitant* des stations intérieures convient mieux sans pouvoir dire précisément pourquoi? Mais à cause soit ou de la constitution ou de l'idiosyncrasie des sujets.

Observations et faits nombreux, certains, dont il est inutile de surcharger ce travail et qui ont porté les docteurs des stations hivernales maritimes en général, tels que MM. Bottini, à Menton; Macario et Lubansky à Nice, Sève à Cannes; de Pietra Santa, Ed. Carrère, etc., à la sagacité desquels ces différences n'ont pas échappé, d'admettre des phthisies *torpides* ou *phlegmatiques* et des phthisies *éréthiques* (2). Les unes pouvant être heureusement influencées et modifiées par l'air marin tiède — c'est le plus grand nombre — et les autres auxquelles l'air des montagnes ou des stations méridionales intérieures plus ou

(1) Je l'ai faite, pour ma part, et j'affirmerai de plus, non comme phthisique mais comme catharreux, que j'ai éprouvé dans ces stations, une partie de ce qu'éprouvent les poitrines chroniquement malades surtout.

(2) *Union*, N° 7, 1863, page 106.

moins éloignées de la mer , telles que Grasse , Le Cannet, Vence, Cagnes, par exemple, pour ne parler que de nos contrées et mieux préciser notre pensée, pourraient mieux convenir (1).

Diagnostic important qui manque de bases certaines, du moment qu'on ignore ce qu'est l'altération matérielle morbide en elle-même, ainsi que la nature expresse de la modification produite par l'air marin ; et qui ne peut être encore établi que sur l'observation symptomatologique des malades, et l'appréciation relative des effets produits chez eux dans les premiers moments de leur exposition à l'influence de l'agent dont on veut connaître la convenance ou la nocuité relatives.

Les variétés de la phthisie sont autrement nombreuses que cela !

Il n'y a pas seulement deux formes de phthisie : les *torpides* et les *éréthiques*. Pour s'en convaincre on n'a qu'à méditer les belles considérations de PIDOUX, sur les variétés de la phthisie et sur les conditions de sa curabilité : Réflexions d'une pratique judicieusement exploitée, faisant merveilleusement comprendre la nécessité de la connaissance préalable de ces variétés et de ces conditions avant d'oser formuler une opinion sur ces affections et une ordonnance pour leur guérison.

Déductions admirables de profondeur et de justesse, rendues dans un langage presque exempt de formes ontologiques, indiquant ainsi un grand pas fait par l'auteur dans la voie et la dialectique organicienne, et que l'on trouvera dans les bulletins de la Société d'Hydrologie de Paris et dans les *Unions* Nos 16, 19, 21 et 30 avril, et 3, 5 mai 1864.

En méditant donc sur ces points importants de pathologie et de thérapeutique générales, et en reconnaissant avec PIDOUX *que la phthisie n'est pas une maladie chronique qui*

(1) De Pietra Santa, *Union*, No 116, 1863, page 594.

commence, *mais une affection générale*, *c'est-à-dire une maladie chronique générale qui finit*, on comprend parfaitement qu'il peut y avoir autant de variétés de phthisies que de variétés de dégradations, d'altérations, de modifications morbides générales ; que le tubercule indique le degré ultime ou le plus considérable de chacune de ces dégradations, de ces altérations, de ces modifications générales devenues chroniques, et aboutissant ainsi à la tuberculose : qu'il ne peut donc pas y avoir un seul traitement pour tant de phthisies différentes ; que le traitement qui conviendrait à une variété pourrait fort bien nuire à telle autre ; que ce qu'il y a de commun entre toutes ces variétés c'est la dégradation, l'altération, la modification anormale et pathologique de l'agrégat vivant mais essentiellement différentes dans chacune de ces variétés, et que les moyens à employer pour traiter toutes ces variétés morbides à dégradation commune *tuberculeuse* doivent être relatifs aux causes qui ont amené l'organisme, par des voies et des moyens divers, du mode normal et pathologique à pouvoir aboutir à un signe, à un produit matériel particulier nommé tubercule.

D'après cette généralisation lumineuse, on serait tenté de penser qu'il n'est pas de maladie matérielle organique chronique généralisée, qui ne puisse avoir pour résultat la tuberculose ; que toutes les cachexies doivent pouvoir aboutir au tubercule, à la désorganisation tuberculeuse ; heureusement qu'il n'en est pas toujours ainsi; et pour que la dégradation pathologiqne organique arrive à ce produit terrible, qui comme bon nombre d'effets peut à son tour devenir cause, il faut des conditions organiques particulières reconnues par tout observateur intelligent et que PIDOUX range sous les chefs principaux suivants :

La *scrofule*. l'*arthritis* ou *l'état diathésique inné* ou acquis *dit goutteux* selon moi, la *syphilis* et *l'herpétisme*.

Quoiqu'on ne sache guère mieux quelle est la modification organique intime générale correspondant à la scrofule, à la goutte, à la syphilis que celle qui constitue l'herpétisme, cependant il est tacitement convenu qu'on peut parler de ces trois premières cachexies (ce mot cachexie étant pris ici dans le sens de modification anormale plus ou moins morbide, mais chronique, intime et générale de l'organisme entier) sans les mieux caractériser au préalable d'une manière absolue, tandis qu'on est beaucoup plus exigeant lorsque les mots *herpès* ou *herpétisme* sont mis en avant.

Si cependant il nous suffit de savoir, en attendant mieux toutefois, que la scrofule est une maladie organique générale existant avec une prédominence de développement du système lymphatique, (1) et une altération organique plus ou moins marquée mais non précisée des ganglions lymphatiques et des fluides qui les pénètrent, pourquoi ne nous suffirait-il pas de savoir par rapport à l'herpétisme (en attendant toujours mieux aussi) que cet état général morbide prend sa source dans une altération organique et chronique plus ou moins variée et marquée de la peau ; de cette enveloppe ayant environ cent trente décimètres carrés de surface et deux millions de glandes sudorifères, (2) permettant ainsi le refoulement des matériaux non excrétés habituellement par ces deux millions de glandes *dépuratives* dans l'intérieur de l'organisme, par défaut ou

(1) Ce qui serait une grande erreur selon M. L. Ch. Roche, qui dénonce le Lymphatisme classique comme un de ces grands mots qui ne disent rien, ou qui n'expriment qu'une insuffisance ou une fausseté. Le tempérament ainsi dénommé n'étant dû, d'après ses études sur la lymphe, *et nous pensons qu'il a raison*, qu'à un état anormal du sang, à une sorte de pauvreté ou d'*aglobulie* de ce liquide important. Ce qui prouve une fois de plus que dans l'ancienne nomenclature c'était les signes sensibles seuls des maladies, et non leur nature réelle qui servaient à les désigner et à les classer. Voir les remarquables articles sur la Lymphe, son origine, sa nature, ses usages : publiés dans les Nos du 29 novembre et du 1 et 3 décembre 1864 de l'*Union médicale*.

(2) *Traité d'Anatomie* de Sappery.

vice d'action ; ou l'introduction par absorption, par ses parties dartreusement ou herpétiquement altérées, des sucs morbides qui s'y forment, et agissant ainsi sur la crâse sanguine et sur l'ensemble de l'organisation d'une manière assez anormale et morbide pour développer un état cachectique permanent et une dégradation, une altération, une modification organiques du *tout* vivant susceptible, comme les scrofuleuses, les goutteuses ou les syphilitiques, d'aboutir aux conditions et au développement de la tuberculose, et de constituer ainsi de générations en générations un vice organique héréditaire aussi positif et aussi permanent que le scrofuleux, que l'arthritique ou goutteux et que le syphilitique ?

Quant à nous, il ne nous est pas plus facile ni difficile de comprendre et d'admettre l'une que l'autre de ces modifications organiques morbides, et puisque la pratique, même empirique, du plus grand nombre, éclaircie par la pratique intelligente de quelques esprits d'élite, a reconnu que l'herpétisme aussi bien que la scrofule, que la goutte extrême, que la syphilis peut être une condition organique de tuberculose, je ne vois pas pourquoi on serait plus pointilleux à l'égard de l'herpétisme qu'à l'égard des trois autres cachexies ou diathèses morbides et morbigènes citées.

Nous avons dit qu'il ne saurait y avoir un traitement unique et banal pour tous les phthisiques. Cette vérité, sentie par tous, empiriques ou théoriciens, que peut-elle raisonnablement indiquer? sinon des variétés dans l'espèce morbide, puisque la pratique nécessite des variétés dans le mode thérapeutique ? Pidoux a donc eu raison de dire que la phthisie avait été mal étudiée et mal traitée jusqu'à présent, puisque malgré la nécessité entrevue de l'admission de nombreuses variétés de la phthisie on a toujours cherché à *unifier* les phthisies en les faisant toutes dépendre du tubercule, qui n'est qu'un effet selon

PIDOUX, et nous même sous l'abri de ce nom imposant, et en faisant jouer à cet effet le rôle de cause unique : d'où le vague et l'insuffisance pour ne pas dire la nocuité de la plupart des traitements employés empiriquement.

La curabilité de la phthisie ne saurait être mise en doute. Des faits signés de noms d'une compétence incontestable la prouvent, et la cicatrisation de cavernes tuberculeuses dévoilée par l'anatomie pathologique démontre sa possibilité. Mais ces faits thérapeutiques et anatomiques quoique positifs sont restés jusqu'à présent improductifs, parce que empiriquement obtenus, ou déterminés par de faux points de vue théoriques on n'a jamais pu les reproduire à volonté comme on aurait pu le faire si l'on avait été en possession de la vraie nature du mal, et de la vraie manière d'agir des remèdes ; c'est-à-dire : comme on aurait pu le faire si l'on avait connu la vraie théorie phthisique et le vrai traitement, non pas de la phthisie, mais des nombreuses variétés de l'état morbide connues sous le nom de phthisies.

La bonne théorie fait le bon praticien, a dit STHAL ! Il aurait pu et dû ajouter l'adjectif *seule* après l'indicatif fait, et dire *fait seule le bon praticien*. Ne cessons pas de le dire avec lui et d'engager les médecins ordinaires à se méfier du dédain superbe de ceux qui, croyant ou voulant faire croire qu'ils savent tout ce que l'intelligence humaine peut avoir la prétention de savoir, cachent sous ce dédain affecté leur paresse ou leur impuissance théorique, et par conséquent scientifique : car, il n'y a de la science dans une tête humaine qu'avec la théorie : sinon le moins théoricien, c'est-à-dire le moins instruit par la réflexion et la logique, pourrait paraître le plus savant ! Seulement, il existe une bonne théorie entre mille mauvaises selon STHAL, il doit donc exister une bonne médecine entre mille et mille mauvaises, selon tous les esprits bien faits ; l'une de ces choses étant la déduction légitime et obligée de l'autre ; mais il faut ne pas cesser de dire : qu'il est essentiel de chercher l'une pour arriver à l'autre, et que nous finirons par les trouver puisqu'elles existent. La mauvaise théorie et par suite la mauvaise médecine ont été les premières et les plus faciles à rencontrer, parce que les bonnes ne peuvent être que les résultantes d'une somme de connaissances physiques, chimiques et *naturistes*, enfin, — passez-moi le mot, — qui ne saurait être obtenue qu'après une longue série de siècles; chacun de ces siècles venant mettre sous la colonne des découvertes faites avant lui, celles qui lui sont propres, jusqu'à ce qu'on arrive à ne plus avoir rien à ajouter sous cette colonne, à pouvoir tirer la ligne au-dessous de laquelle la somme ou le total complet et définitif de nos connaissances sur tel ou tel sujet, pourra être dit acquis d'une manière absolue.

Jusqu'à présent nous avions beaucoup à ajouter à la colonne des connaissances relatives à la phthisie. Empressons-nous d'y inscrire les distinctions que M. Pidoux fait; reconnaissons les variétés de cette maladie; considérons le tubercule comme un effet, et nous aurons fait un grand pas vers la bonne théorie et vers une meilleure médecine par rapport à ce mal désolant pour les médecins et désespérant pour les malades; et nous expliquerons, en outre, que si les hypophosphites, par exemple, peuvent être utiles à quelques phthisiques goutteux ou herpétiques; que si l'iodure de potassium peut convenir à un phthisique syphilitique; que si les préparations ferrugineuses et sulfureuses peuvent être recommandées à des phthisies scrofuleuses, il est impossible et dangereux d'établir un traitement antisyphilitique unique, général, par les hypophosphites, ou par l'iodure de potassium, ou par les eaux sulfureuses ou le fer, etc., etc. Qu'en présence d'un phthisique le médecin, digne de ce nom, doit d'abord rechercher par quelle voie l'organisme a été conduit à la détérioration tuberculeuse, c'est-à-dire quelle est la variété de phthisie qu'il a à traiter, afin d'établir d'après cette notion indispensable un traitement relatif, susceptible au moins de ne pas faire plus de mal que de bien : puis se demander sérieusement si le tubercule doit être considéré comme effet ou comme cause, c'est-à-dire s'il faut suivre l'école de LAENNEC ou celle de PIDOUX; parce qu'il est constant que si le tubercule est un effet, et que l'on agisse contre lui comme s'il était cause du mal, on agirait aussi irrationnellement et on s'exposerait à faire autant de mal que si le tubercule étant cause on agissait sur l'organisme comme s'il était effet; car dans l'un ou l'autre cas on pourrait fort bien augmenter par les moyens employés le mal produisant l'effet tubercule ou celui produit par la cause tubercule :

Exemples :

Supposons le tubercule, effet d'un état morbide général *regressif*, comme dit PIDOUX, n'est-il pas probable que vous aurez un bien plus grand nombre de chances pour augmenter cet état morbide général que de le diminuer, — si vous méconnaissez cette maladie générale et si vous n'en tenez pas compte, parce que pour vous le tubercule est cause et non effet du mal dit phthisie, — en administrant des remèdes à l'adresse de ce tubercule qu'il s'agit alors pour le médecin traitant de détruire pour guérir le malade?...

N'en serait-il pas exactement de même dans le cas contraire, c'est-à-dire dans le cas où le tubercule étant cause de l'état morbide général observé, vous veniez à le regarder comme un effet de cet état pathologique, et que vous vous obstiniez à ne pas vous occuper de lui, à soigner un état général qui ne saurait disparaître alors que par la cessation d'une dégénérescence dont vous n'auriez nul souci en croyant obéir au précepte : « *principiis obsta.* »

Eh bien! c'est tout juste ce que j'ai fait souvent, ce que vous faites, ce que tous font lorsque en entamant le traitement d'un phthisique on n'est fixé ni sur les variétés des phthisies, ni sur la valeur du mot *tubercule* comme effet ou comme cause de la terrible maladie d'où il provient, qu'il représente, ou qu'il produit.

Phthisies torpides et phthisies éréthiques! avons-nous eu tort de dire en commençant cette longue mais utile et nécessaire digression, dans un travail traitant du bien ou du mal qu'un des moyens recommandés contre la phthisie en général peut faire à cette affection majeure, avions-nous tort de dire : que les variétés de la phthisie étaient autrement nombreuses que cela? J'ajouterai ici que même en admettant cette grande division des phthisies il faudrait encore, comme le dit Pidoux, savoir à quoi s'en tenir sur la raison d'être de chacune de ces formes : si la torpidité ou l'éréthisme excessif du malade sont dûs à l'organisation propre du sujet, ou ne sont qu'un effet du mal, de l'altération, de la modification morbide le constituant; parce-qu'il est encore évident ici que si l'*eréthisme* par exemple, est dû à la constitution propre de l'individu indépendamment de la maladie et qu'on traite la maladie qui n'en est pas cause pour le diminuer, on pourra plutôt l'augmenter que d'obtenir le but qu'on veut atteindre : comme si, la *torpidité* étant due à la gravité du mal au lieu de dépendre de la constitution propre du malade, on voulait la diminuer en agissant sur cette constitution, on aurait beaucoup plus de chances de l'augmenter que de la diminuer en augmentant la gravité du mal cause de ce symptôme qu'on désirerait faire cesser.

Mais revenons :

Ce mince résultat d'une enquête semblable à celle dont nous avons parlé, et les deux formes torpides et éréthiques de la phthisie, voilà donc aussi tout ce que nous savions sur un point aussi important de la thérapeutique d'une maladie aussi grave et aussi commune que la phthisie pulmonaire?...

Il faut espérer que cette désolante affection, étudiée comme l'entendent Pidoux et Piorry, nous en apprendra davantage, car, il faut bien en convenir, il est aussi peu agréable que satisfaisant pour les médecins comme pour les malades, de ne pouvoir tirer d'une consultation pour le choix d'une station d'hiver que ces mots : « allez ! et après un temps plus ou moins long de séjour dans telle ou telle localité vous saurez aussi bien que nous si elle vous convient ou non, » ou, ce qui est pire « nous nous sommes trompés, partez, et allez ailleurs. »

Pendant que tout progresse autour d'elle, la médecine peut-elle rester dans cet état d'infériorité relative? non, évidemment. Ne rien faire pour en sortir équivaudrait à une abdication de tout droit à la reconnaissance de l'humanité qui espère tant en elle. N'oublions pas qu'il y a une bonne médecine et que si celle qu'on a pratiquée jusqu'à présent n'est pas la meilleure, il faut ne pas se lasser de chercher cette dernière.

Ceux qui croient tout savoir ne savent pas grand'chose en médecine, comme en tout autre science humaine.

Les anciens errements suivis nous ont conduit dans l'impasse où nous nous trouvons ; abandonnons-les, acceptons les nouveaux en n'allant pas chercher autour du sujet de nos études ce que nous ne pouvons trouver qu'en lui-même.

La synthèse *à priori* basée sur des apparences extérieures a fait le mal, que l'analyse intime y remédie ; et dans l'espèce, au lieu d'étudier le mal phthisie seulement dans ses symptômes, recherchons ses éléments matériels ; (1) au lieu d'adresser les remèdes qu'on lui oppose, et l'air marin en particulier, à ce mot et à ces symptômes, adressons-les à ses éléments matériels morbides, c'est-à-dire, à *l'état organique matériel qui existe*, *non seulement dans les*

(1) Lire et méditer les leçons de Pidoux et de Piorry sur les variétés de la phthisie et sur les conditions de la curabilité. Puis voir les réflexions que ces remarquables Considérations m'ont fait consigner dans l'appendice du présent travail et qui paraîtra plus tard.

poumons mais encore dans le sang et dans tout l'organisme d'un phthisique : état organique matériel morbide, caractérisé comme suit par Pidoux : *vice de nutrition, altération, mode particulier d'existence* parasitique *du tissu plasmatique, remplaçant la nutrition normale par une nutrition inférieure et autre* (1) — Voilà aussi de l'organicisme, je pense ! — en ayant soin au préalable de décomposer ces agens, d'en chercher aussi les éléments composants, d'en préciser la constitution physico-chimique, afin de pouvoir arriver un jour à dire : l'agrégat matériel organique vivant d'un phthisique est constitué de telle ou telle façon physico-chimique ; il diffère de l'agrégat normal en *ceci* ou en *cela*, donc : tel ou tel agent simple ou composé, l'air marin, par exemple, à cause de sa composition propre peut et doit aider à ramener cet agrégat morbide à l'état hygide parfait ; ou le modifier assez dans ce sens pour amener un état de santé relative satisfaisant : c'est-à-dire, en un mot, que pour faire enfin de la médecine rationnelle, de la thérapeutique heureuse et toujours avouable, il faut étudier l'organisation dans ses profondeurs les plus intimes : ce qui revient à pousser l'hystologie microscopique et chimique jusque dans ses dernières limites, et la chimie organique dans ses opérations les plus cachées et les plus atomistiques.

Qu'on veuille bien lire les leçons de M. Cl. Bernard, au Collége de France, dans *la Revue des cours scientifiques*, 1864, mais surtout celle du numéro 19 où l'on trouvera, page 229 :

« Les causes ou les conditions de la manifestation de tout phénomène, *qu'il se produise dans la nature inanimée ou dans la nature vivante*, ces causes sont constamment doubles. Elles se trouvent à la fois dans le corps *brut* ou *vivant* qui manifeste le phénomène, et dans le milieu

(1) Pidoux. *Union médicale*, n° 52. 1864, pag. 214.

inorganique au milieu duquel ce phénomène est manifesté. Supprimez l'une ou l'autre de ces conditions, et le phénomène qu'on est ainsi amené à considérer comme le produit de la rencontre de ces deux causes, le phénomène s'évanouit complétement » (1).

« Comme on le voit, ajoute le professeur, page 230, cela revient, quant à la manifestation des phénomènes de la vie, exactement aux conditions d'existence des phénomènes dans la nature inorganique, et nous avions raison de dire que les principes qui dirigent le physicien et le chimiste *dominent* également la *physiologie* et doivent guider celui qui l'étudie. »

Et page 231 :

« Aussi les dénominations anciennes de physique animale et végétale pour désigner la physiologie, nous semblent-elles excellentes et peut-être aurait-on bien fait de les conserver. »

Pourquoi ce peut-être ?

Quand on parle comme nous venons de le voir, on peut être plus affirmatif.

Tout cela ne vaut-il pas :

« *Un chapitre de physique médicale est, à proprement parler un chapitre de médecine.* » (prospectus d'un Dictionnaire encyclopédique des sciences médicales, publié sous la direction des docteurs Raige-Délorme et Dechambre, dont j'ai parlé dans ma lettre au Dr Chavanne de Lyon, page 8.

Qu'on lise des propositions semblables ; que l'on médite sérieusement sur elles et force nous sera de convenir ainsi que je l'ai fait observer une fois de plus dans cette même lettre à la page 20, en m'appuyant de l'autorité incontestable de M. Tardieu :

(1) Il y a trente deux ans, en 1832, que je pensais ainsi dans ma thèse inaugurale, n° 59, soutenue à Montpellier, qui en fut tout étonné, sinon scandalisé, en proclamant que chaque corps vivant, ou non, *sentait à sa manière* l'influence des milieux dans lesquels il se trouvait.

« Que tout se transforme aujourd'hui sous l'influence de la science, » — c'est-à-dire de la physique, de la chimie, et des mathématiques qui constituent la science de toutes les autres sciences humaines, et en dehors desquelles il ne saurait en exister de vraies et de dignes de ce nom.— « Que partout et en tout l'intervention de la science est attendue et réclamée et que tout tend à se renouveler. »

Et qu'enfin, ajouterons-nous, la médecine elle aussi, est en plein travail de transformation vraiment scientifique.

Dans cette voie seule est la réhabilitation de la médecine, et la sûreté relative de son action thérapeutique. Essayons donc dans les limites bien restreintes de nos faibles connaissances physico-chimiques, mais avec la conviction profonde de la nécessité absolue de l'application de ces principes et de ces connaissances, ainsi que de l'extension indéfinie de leurs limites pour la résolution définitive des problèmes médico-thérapeutiques surtout, essayons, dis-je, même avec l'*attirail dialectique imparfait* laissé par les insuffisantes doctrines passées, d'appliquer à l'étude de la phthisie pulmonaire, ainsi que l'a fait le docteur PIDOUX dans ses admirables leçons de thérapeutique générale dont nous venons de parler, consignées dans le journal désigné et qui devraient l'être dans la mémoire de tout médecin qui se permet de tâter le pouls d'un phthisique : Essayons, dis-je, d'appliquer à cette étude de la phthisie pulmonaire et à celle de l'air marin, la méthode analytique et physico-chimique que nous voudrions voir introduire et appliquer à la biologie et à la médecine — en cherchant à préciser : 1° l'état particulier de l'agrégat organique phthisiquement altéré et celui de l'ensemble matériel organique d'un phthisique, 2° les qualités ou propriétés modificatrices de l'air marin d'après sa composition et sa constitution propres.

Quel est donc l'état matériel morbide organique de l'agrégat vivant d'un phthisique?

C'est l'X fondamentale à chercher! Croyons-le bien!

Pidoux en professant que le tubercule (1) était le résultat de la dégradation matérielle de l'ensemble organique, répond en partie à la question, en donnant à entendre qu'il y a chez les phthisiques plutôt défaut qu'excès de vitalité. Mais la vérité est plutôt sentie que démontrée par lui, et il n'en reste pas moins toujours cette *X* principale à chercher et à résoudre.

Voyez dans les notes de l'*Appendice* ce que la phthisie des riches, qui y arrivent au milieu de toutes les meilleures et des plus abondantes conditions de bonne organisation vitale, semble présenter de contradictoire à notre façon de penser et à celle de M. Pidoux. Je ne puis ici qu'indiquer sommairement comment cela peut-être.

La vie oscille entre deux limites d'organisation matérielle plus ou moins distantes l'une de l'autre selon les individus :

La première est celle où le mouvement vital commence;

La seconde est celle au-delà de laquelle ce mouvement cesse.

A la première il y a aussi peu de conditions organiques vitales que possible : à la seconde il y en a autant qu'il peut en exister; mais en-deçà et au-delà des deux ce mouvement cesse ; il n'existait pas en deçà de la première, il n'existe plus au-delà de la seconde. On descend vers l'une par la diminution des conditions vitales, on monte vers l'autre par un excès contraire ; mais par l'une ou l'autre voie, par les uns ou par les autres moyens on arrive toujours à une désorganisation de l'agrégat organique et à sa dégénérescence inorganique. Les malheureux descendent vers la première, les riches montent vers la seconde, mais tous les deux, par des moyens différents, arrivent à la désorganisation ou dégradation de leur agrégat vivant qui redevient, dans les deux cas, non vivant.

(1) *Union*, n° 53, page 231.

Nous avons dit que l'histologie microscopique et chimique pourra seule un jour la trouver, cette X désirable ! Passons pour cause d'insuffisance personnelle. Nous indiquons et nous traçons la voie, à d'autres plus savants de la suivre jusqu'au bout. Notre seule prétention et notre seul but sont d'introduire dans l'étude et dans la pratique de la médecine la pensée et la manière organiciennes.

Quelle modification faut-il faire éprouver directement ou indirectement à cet état matériel morbide pour le ramener à l'état hygide ?....

Évidemment nous ne pourrons la préciser que lorsque nous connaîtrons l'inconnue précitée. Passons encore et attendons. Laissons faire MM. Cl. BERNARD et ROBIN et BERTHELOT etc.

Quelle est la nature de l'ensemble matériel organique d'un phthisique ?

En d'autres termes l'organisme d'un phthisique est-il *surexcité* ou *asthénié* ou *débilité* ?..mieux, est-il dans un état de *surexcitation vitale* ou *d'asthénie* ou de *débilitation...?* mieux encore l'état matériel morbide organique d'un phthisique est-il tel qu'il puisse être cause d'une augmentation ou suivi d'une diminution de la vitalité ? (1)

Ici nous pouvons nous hasarder à bégayer une réponse en nous appuyant sur ce que nous apprennent l'Etiologie, la Symptomatologie et le Traitement que l'expérience empirique fait adopter.

Or que nous enseigne l'étiologie ? ... D'accord avec les médecins éminents que tout le monde connaît — tels que : LAENNEC, ANDRAL, ROYER, PIORRY etc. — GRAVES ne nous dit-il pas que le tubercule peut n'être que l'effet d'un état morbide général produit par une *nutrition mauvaise, pervertie, insuffisante ?*

(1) Remarquons en passant, combien il faut jouer avec les mots quand les idées qu'ils représentent n'ont aucun sens précis et mathématique.

BOUCHARDAT n'assure-t-il pas que les principales circonstances étiologiques de la tuberculose se trouvent dans les aliments, le chauffage, les vêtements, l'humidité, le froid, etc. etc !...

BROUSSAIS en accuse le froid humide.

ROCHE et SANSON en rendent responsables toutes les causes qui peuvent appauvrir le système sanguin, tels que le froid humide l'habitation des lieux sombres, l'alimentation trop végétale, *les excès en tout genre.*

LITTRÉ et ROBIN reconnaissent pour causes principales l'air froid, humide, ou confiné, une alimentation insufisante ou de mauvaise qualité, les *excès en tout genre.*

Pour M. PIDOUX, la phthisie n'est pas comme pour la plupart des médecins de l'école de LAENNEC, par exemple, une maladie chronique qui commence, mais bien une maladie chronique qui finit : c'est-à-dire une modification anormale permanente, avec laquelle la vie est encore possible d'une manière relative, mais *une vie* chancelante comme l'organisation altérée et affaiblie d'où elle émane ; c'est le résultat d'une *dégradation organique* générale innée ou produite accidentellement par un régime trop ou trop peu nourrissant ; car on arrive à la *misère physiologique* de BOUCHARDAT, mieux à la *misère interne et organique*, c'est-à-dire encore à la dégradation ou altération de l'agrégat organique, aussi bien par le défaut que par l'excès de matériaux et de conditions organiques, ou par certaines affections chroniques généralisées constituées par une modification organique susceptible de passer à la dégénérescence tuberculeuse dans tout l'être, aussi bien dans les poumons que dans le sang, que partout ailleurs.

Pour lui comme pour les autres la phthisie est donc due à des causes altérantes de l'agrégat organique (1).

(1) Etudes sur la curabilité de la phthisie. *Unions* des 16, 19, 30 avril, 3 et 5 mai 1864.

Nous ne parlons pas de l'hérédité, parce que pour nous elle n'est pas une cause proprement dite ; — pas plus que pour PIDOUX qui dit : (1) qu'il n'y a guère plus de vingt-cinq pour cent de phthisiques nés de parents phthisiques, et que l'observation porte au doute et à la négation même sur l'hérédité de cette maladie ! — *ce qui est trop fort selon nous*, — mais seulement une circonstance individuelle indiquant : que l'hérédité du sang et de la constitution organique d'un phthisique, porte en lui les conditions matérielles voulues pour que, à une époque donnée et par l'influence d'une cause quelconque prise entre celles qui peuvent produire la phthisie tuberculeuse en général, cette maladie pourra se développer en lui plus facilement et plus vite que chez tout autre individu ; une diathèse, une idiosyncrasie ne sont pas des causes, ce sont tout au plus des prédispositions.

Revenons aux causes ;

Toutes aboutissant à l'altération de l'agrégat organique, et ne produisant les chances de la phthisie que par cette altération, aucune d'elles, j'espère, ne nous permettra d'admettre que les organismes qui en ont subi l'influence au point de devenir tuberculeux, sont actuellement des malades avec excès de conditions vitales, avec augmentation de *vitalité*.

Voilà ce que nous apprennent les causes, voyons si les symptômes en diront autant :

« Teint pâle, couleur jaune paille, décoloration de la peau, diminution de l'embonpoint et des *forces*, dépérissement plus ou moins rapide, altération graduelle de toutes les fonctions. Somnolence, collapsus général des fonctions, des forces et des facultés, mort.

Evidemment rien de tout cela n'indique une maladie existant avec une parfaite organisation, une *augmentation*

(1) Pag. 106 de l'*Union* n° 45.

de vitalité dans l'agrégat organique en particulier, ou dans l'ensemble de l'être en général. L'effet correspondait donc aux causes ; celles-ci ont diminué la *vitalité* en diminuant *l'intensité* de l'organisation, et la *maladie* qu'elles déterminent prouve par les symptômes que la vitalité, que la réaction vitale, sont réellement en défaut chez ces malades.

Mais dira-t-on peut-être :

« Vous avez négligé dans l'énumération des symptômes, la fréquence du pouls, la *fièvre* plus ou moins forte ; des signes *d'irritation* gastro-intestinale, la sécheresse, la *chaleur* de la peau, les *douleurs*, les *irritations*, les *inflammations locales* qui concourent à former le syndrôme de cette espèce nosologique ».

Or des symptômes pareils sembleraient ne pas indiquer une diminution aussi générale et aussi positive de vitalité que vous le prétendez ?

L'objection est juste mais elle n'est que spécieuse. L'irritation et l'inflammation ne sont pas des symptômes ou des signes d'altération extra-vitale de l'agrégat organique, plus propres à la phthisie qu'à toute autre maladie. Plus on est *faible* plus on peut être *irritable* ! c'est-à-dire : plus l'agrégat organique est dégradé, altéré, modifié morbidement, et plus il est susceptible, sous l'influence de la moindre cause modificative, de subir un degré plus considérable d'altération, de lésion, et de manifester un trouble local ou général plus sensible et apparent, plus considérable et pouvant donner l'idée d'une forte et puissante résistance, tandis qu'il n'est que l'effet d'une cessation imminente de la vie par celle de l'organisation. Je m'explique :

L'irritation et *l'inflammation* ne sont que des effets communs à toutes les *maladies* qu'elles soient dues à un excès ou à un défaut de conditions organiques ou vitales, et elles n'indiquent qu'une *excitation*, qu'une *augmentation momentanées* et éventuelles du mouvement organique, relatives et locales, et non absolues et générales.

Je l'ai dit ailleurs (1) et je vais le répéter, parce que cet ouvrage n'est pas tellement répandu que je puisse me passer de le faire.

« Toute la pathologie se résumait malheureusement pour Broussais en *irritation* et en *inflammation ;* c'est à-dire, que, comme ceux qu'il combattait si violemment et si justement, il avait pris aussi un effet pour cause. Aujourd'hui, pour tous ceux qui, avec Liébig et Barbier, vont au delà de cet effet, toute la pathologie doit se résumer en une « *modification intime moléculaire anormale, antérieure à tout symptôme, produisant tous ceux qui se manifestent et parmi lesquels se présentent en première ou seconde ligne l'irritation et l'inflammation.*

Cette *modification moléculaire* morbide préalable, résultat de conditions, d'affinités, de rapports autres que ceux qui existaient avant dans le creuset vivant, apportés ou déterminés en lui par un ou plusieurs agents modificateurs quelconques, permet-elle, outre et avec les actions et les réactions moléculaires nouvelles qui en sont l'effet nécessaire, la circulation des liquides qui arrivent sans cesse dans la partie malade ou modifiée, et qui doivent en ressortir sous une forme nouvelle?.... Il y a seulement alors *irritation*, c'est-à-dire changement des conditions organiques, des rapports, des affinités atomistiques, ou moléculaires, avec actions et réactions locales nouvelles, différentes de celles de l'état normal ordinaire.

Cette modification préalable nouvelle, au contraire, est-elle assez profonde pour empêcher la circulation des liquides?... A-t-elle été produite par des agents assez puissants pour compromettre l'existence de l'agrégat vivant en dépassant les limites de composition matérielle entre lesquelles oscille *la vie*,— c'est-à-dire, la possibilité pour ces combinaisons matérielles de manifester ce que nous

(1) Pag. 140 et 147 de la *Fièvre Puerpérale* épidémique, devant l'académie de médecine.

appelons des actes vitaux, — limites auxquelles on peut arriver par excès comme par défaut d'excitation ou de matériaux nutritifs ou recomposants ?, il y aura arrêt, accumulation, congestion de ces liquides, ou, *tumeur*; création d'affinités, d'actions et de réactions nouvelles anormales, développement local et général de calorique, ou *chaleur*; destruction des particules, des molécules, des atômes composés vivants; formation de nouvelles combinaisons moléculaires ou atomistiques, ou, *suppuration*, et *douleur* : c'est-à-dire en quelques mots : *congestion*, *tumeur*, *chaleur*, *douleur*, et *suppuration*; c'est-à-dire encore : *inflammation* puisque ces symptômes du phlegmon ont été donnés comme pathognomonigues de tout état morbide devant être caractérisé par ce mot *inflammation.*

La quantité de pus formé, et, dans l'espèce morbide qui nous occupe la quantité de matière tuberculeuse formée représentent la quantité de blastème détourné localement de sa composition et de sa constitution propre. Si ce pus ou cette matière tuberculeuse sont évacués et qu'un traitement convenable soit institué, les conditions organiques normales peuvent reprendre le dessus, et la cicatrisation, c'est-à-dire le retour de la partie plus ou moins altérée à l'état organique normal qui lui est propre, peut avoir lieu si rien de nouveau ne vient s'y opposer.

Si ce pus ou cette matière tuberculeuse ne sont pas évacués, si outre cela un traitement interne voulu n'est pas établi, ils entretiennent par leur présence, leur composition et leurs propriétés particulières dues à cette composition, des conditions relatives, des affinités correspondantes et le travail organico-chimique altérant, destructeur qui leur a donné naissance continue et augmente tant localement que généralement, si surtout ces *ferments* morbides finissent par pénétrer dans le sang par une voie quelconque, et par ce liquide, dans l'ensemble de l'être vivant ! Tout cela est bien simple! me tromperais-je ? Ou bien est-ce ainsi que tout le monde pense? mais alors que ne le dit-on?.....

Dans toute maladie, dans la phthisie tuberculeuse par conséquent, il n'y a pas seulement irritation et inflammation, il y a avant toute irritation ou inflammation, *modification matérielle, morbide, appréciable ou non, d'une ou de plusieurs parties de l'organisme, ou de cet organisme entier.*

Dans toute maladie, dans la phthisie pulmonaire tuberculeuse par conséquent, on doit donc rencontrer dans certaines parties de l'organisme où la modification morbide est poussée trop loin, une lésion matérielle assez profonde pour que les fonctions normales de ces parties soient troublées, arrêtées même, et qu'avec cet arrêt ou ce trouble les fluides qu'elles reçoivent s'y accumulent, c'est alors la congestion, première phase de l'inflammation.

Répétez les expériences du docteur SARLENDIÈRE et de beaucoup d'autres, sur la circulation du mésentère de la grenouille, et vous vous assurerez de la vérité de ce que nous venons de dire.

Vous y verrez en effet, les molécules du sang s'accumuler dans le point sur lequel on agit par un moyen quelconque, afin de changer ses conditions normales d'existence. Ce point est dit alors *irrité*, il n'est selon nous que modifié dans ses conditions intimes d'organisation et de fonctions par le moyen, quel qu'il soit, employé pour provoquer le fait expérimental.

On a dit aussi jusqu'à présent, que les molécules sanguines qui s'y accumulent sont toujours attirées dans cette partie.

C'est encore une erreur selon nous; quelques agents modificateurs peuvent bien agir par attraction ou affinité sur les molécules sanguines et autres qui s'y trouvent, ou qui y arrivent; peuvent bien les fixer, et créer ainsi localement un embarras circulatoire, une raison d'accumulation et de congestion des liquides, mais d'autres agents peuvent agir autrement et bien plus grossièrement; un corps contondant par exemple peut changer, détruire même l'agrégat organique sans attraction ; créer de même aussi un obstacle au cours capillaire ou endosmotique des liquides, et nécessiter leur accumulation, leur congestion, puis tous les autres symptômes de l'inflammation.

Une fois accumulés, les globules sanguins ou autres peuvent bien s'attirer ou se repousser mutuellement, et montrer à l'œil une seconde représentation de ce qui se passe dans la dissolution d'une substance qui cristallise, mais cela n'arrive pas toujours. Tantôt il y a attraction, tantôt non, mais toujours *modification !* . .... Voilà la vérité. Eh bien ! après cette modification morbide, des actions et des réactions moléculaires *chimiques*, — oui ! *chimiques !* — je n'en connais point et il n'y en a pas d'autres — (1) relatives et rendues nécessaires par les nouvelles conditions créées dans certaines partie du creuset vivant, ont lieu, et, quelles que soient les maladies du cadre nasologique qu'on observe, les signes locaux et généraux qui par leur apparence de rougeur, de chaleur et de tumeur ont pu faire penser à *l'inflammation* ou à *l'irritation*, se développent, et l'on croit savoir quelque chose ou expliquer le fait en disant : *la partie est ou était enflammée !* il est cependant bien évident qu'on ne sait rien, et qu'on n'expliqne rien en parlant ainsi.

Or, la phthisie pulmonaire étant, comme toute autre maladie, le résultat d'une modification morbide générale, — *hérédité*, *idiosyncrasie*, *diathèse* — ou locale, — *maladies chroniques*, *pulmonaires ou thoraciques quelles quelles soient* — a du présenter quelquefois, souvent même, tous ces effets irritatifs ou inflammatoires sans cependant

(1) Nous en donnerons les preuves dans la 3me partie, ou Appendice, qui ne paraîtra que plus tard. Voir en attendant la leçon de clôture du Cours de M. Cl. Bernard au Collége de France, 1854, et dans la *Revue des Cours scientifiques* du 17 décembre 1864, n° 3 de la 2me année, page 38.

être toujours une inflammation proprement dite, c'est-à-dire une maladie par excès de conditions *vitales* ou de *vitalité*; et faire conclure à la manière des adeptes de la théorie exclusive de l'irritation, (*mot-énigme* remplaçant ceux des théories antiques qu'elle avait voulu remplacer) ceux-là même qui ne parlent de cette doctrine exclusive qu'en haussant les épaules.

D'après cette manière de voir il est donc facile de comprendre que toutes les maladies de la nosologie, et pour parler le langage de l'école, que toutes les maladies les plus *sthéniques* comme les plus *asthéniques*; les plus avec *excès de forces vitales*, comme les plus avec défaut de ces forces; les *inflammatoires*, comme les *putrides* ou les *adynamiques* ou les *ataxiques*; les *nerveuses* comme les *sanguines* et les *lymphatiques*; la *goutte*, — qui n'est que le résultat d'une suranimalisation du sang avec organisation particulière des tissus blancs et aptitude à se transformer en tissus rouges, — comme le *scorbut* qui dépend au contraire d'un appauvrissement extrême du même liquide; les *pneumonies aiguës* comme la phthisie pulmonaire la plus chronique; les maladies aiguës des jeunes gens, comme les maladies lentes, chroniques, ab-irritatives, sub-inflammatoires, asthéniques des vieillards; toutes enfin, peuvent et doivent présenter des *congestions*, des *inflammations*, des *suppurations*, des désordres ou lésions *inflammatoires*, sans qu'on doive en inférer quelles sont toutes *sthéniques*, et que les moyens dits anti-phlogistiques sont toujours les seuls et efficaces moyens à employer contre elles.

Enfin, et pour nous limiter à la question qui est le principal sujet de ce travail, faisons remarquer que pour certaines phthisies pulmonaires, comme pour bien d'autres maladies, telles que le *scorbut*, par exemple, dans lesquelles on est tout ébahi de rencontrer des symptômes qui paraissent être en opposition absolue avec l'idée que l'on s'était faite de leur nature au moyen des idées scolastiques courantes, cette manière de penser sauve au moins de l'absurdité d'être obligé de dire : « Voilà bien des traces d'inflammation ! la lésion qui les produit est inflammatoire ! mais gardez-vous bien d'employer les *anti-inflammatoires.* » Elle dit simplement, elle, alors : dans la phthisie pulmonaire comme dans le scorbut, une congestion par *modification morbide* d'une partie organique peut avoir lieu. Tous les moyens qui pourront faire cesser non pas seulement la congestion inflammatoire mais la modification qui en est cause, sont bons. Si la modification est l'effet d'une viciation, d'un appauvrissement du sang et des conditions organiques qu'il porte en lui, *enrichissez* ce sang et l'organisme de ce qui lui manque : Si la congestion qui la suit a lieu au contraire dans un être doué d'une richesse trop grande de cet organe des organes, appauvrissez-le ainsi que l'organisme qu'il tendait à rendre malade par excès de matériaux ou de *vitalité ;* et dans les deux cas, en agissant diversement, vous ferez renaître les conditions principales du retour de l'organisme à l'état normal, et de la cessation par conséquent du trouble morbide local et de ses suites congestives dites inflammatoires.

En pensant ainsi, on peut finir par comprendre, sans faire violence au bon sens, que les toniques, les excitants, les analeptiques, les irritants, les INFLAMMANTS mêmes peuvent guérir les *irritations*, les *inflammations* du scorbut, par exemple, et augmenter celles de la goutte :

Que les anti-phlogistiques, les adoucissants, les émollients, les relâchants, la diète même au contraire, puissent guérir les inflammations de la goutte et augmenter jusqu'à la mort celles du scorbut, parce que notre organicisme apprend sans grands efforts d'imagination : que l'*irritation* et l'*inflammation* ne sont pas des causes mais des effets relatifs, possibles dans toutes les modalités morbides de la matière organisée ; que par conséquent toute maladie peut présenter des symptômes d'*irritation* et *d'inflammation* ainsi que des lésions subséquentes à ces deux effets, sans être précisément et essentiellement une maladie *irritative* ou *inflammatoire*, ou *sthénique*, ainsi qu'on l'entend; sans être autorisé à dire, pour la phthisie pulmonaire par exemple : « les lésions trouvées à l'autopsie des phthisiques semblent appartenir à l'*inflammation*, donc la phthisie pulmonaire est une phlegmasie. » Elle dit au contraire, notre doctrine : « les lésions trouvées à l'autopsie peuvent sembler appartenir à l'*inflammation* pure, et la *maladie*, dont la mort a été la suite, n'être nullement inflammatoire selon le sens ordinaire de ce mot ; » et le médecin formé par cette doctrine, qui sait qu'on ne meurt pas de la fièvre, de la diarrhée, du tubercule, de la congestion inflammatoire, mais de la modification morbide intime qui provoque la fièvre, la diarrhée, le tubercule et la congestion, ce médecin est tenu sur ses gardes par elle ; et il comprend que l'observation de la *mort* ne lui suffit pas pour apprécier justement la *nature* des maladies; et il finit par savoir distinguer les maladies fébriles pneumoniques inflammatoires de celles qui ne le sont pas, malgré des lésions anatomiques semblables. Ne pensait-il pas de même ce grand médecin qu'on finira par placer au nombre des gloires de la France, lorsque le murmure intéressé des contemporains aura cessé, quand il disait (1) : « La pathologie « ne saurait donc se déduire de l'anatomie pathologique. »

Et plus loin : « l'histoire de la mort n'apprendra jamais « à personne l'art de bien profiter des courts moments de « la vie morbide. » Et l'avaient-ils lu et compris ceux qui en font le chef des anatomo-pathologistes, et *rien que cela?*..... Ah ! si BROUSSAIS avait pensé comme LIÉBIG ! S'il avait été élevé de manière à sentir le besoin de cette vue plus profonde et plus intime, en un mot de cette vue chimique et microscopique indiquée par LIÉBIG et

(1) *Examen des Doctrines médicales*, 3me édition, page 538.

dominant de plus en plus l'enseignement médical actuel, où ne serait-il pas arrivé ? Il aurait bien pu prendre pour devise le : *Quo non ascendam.*

Ainsi donc les symptômes pas plus que les causes n'indiquent un excès d'intensité d'organisation, à manifestation vitale ou de vitalité, dans le phthisique.

Eh ! comment en serait-il autrement ? comment une organisation minée par une affection chronique profonde d'un organe aussi nécessaire pour la bonne confection d'une des principales conditions de la vitalité *le sang*, pourrait-elle acquérir un excès de vitalité ?

Voyons maintenant ce que porte à penser la *thérapeutique de l'expérience empirique*, à défaut de la thérapeutique *de la science.*

« Eviter le froid et l'humidité ; habiter un pays chaud et sec, à température douce et égale ! nourriture substantielle ; n'employer les évacuations sanguines générales ou locales, que dans l'intention de diminuer les congestions locales, et par là, les chances de désorganisation des parties plus altérées que les autres par l'action de la cause spécifique intime, qui tend à faire revêtir à l'agrégat organique la forme morbide dite tubercule. »

Nous ne parlerons pas des moyens perturbateurs dits aussi *révulsifs,* tels que *cautères* ou *exutoires,* perturbant et troublant effectivement localement ou généralement les phthisiques, mais ne révulsant rien : (1) moyen dont *l'action efficace* est bien douteuse si non nulle ; dont l'effet nuisible pourrait plus facilement être rationnellement démontré à cause des foyers suppuratifs qu'ils créent, des pertes de matériaux qu'ils permettent, et des *douleurs* ou modifications fâcheuses et perturbatrices ou débilitantes de l'organe sensitif, ce grand ressort de l'économie ! .... qu'ils produisent inévitablement. Nous n'en parlerons pas

(1) *Appencice* ou 3me partie. Note sur la révulsion.

plus, disons-nous, que des moyens auxiliaires employés pour remédier aux différents symptômes intercurrents, *douleur*, *toux*, *hémoptysie*, *diarrhée*, *fièvre hectique etc. etc.* tels que « *opium*, acétate de plomb, belladone, digitale, sulfate de quinine etc. etc. parce que ces deux parties de la médication dite anti-phthisique constituent une thérapeuthique symptômatique qui ne peut rien, ou que très-peu de chose, contre l'affection générale organique dite *phthisie*; et qui peut même quelquefois être plutôt contraire que favorable à cette affection *sui generis*. Je ne me rappelle pas en avoir jamais retiré des effets franchement et incontestablement bons.

Reste donc les moyens spécifiques imaginés pour détruire ou amender au moins la cause intime diathésique supposée mais inconnue, l'*X* enfin dont nous avons déjà parlé, laquelle constitue cependant à elle seule la *maladie*. Mais, moyens qui, n'étant indiqués que par des vues de l'esprit plus ou moins hypothétiques, à cause de l'ignorance où nous avons toujours été de la vraie *nature* de cette modification morbide intime et du vrai changement qu'il conviendrait de lui faire subir, ne sont que des agents lancés au hasard dans l'organisme, à la recherche d'un ennemi inconnu, et susceptibles, dès lors, de frapper autant le malade que la maladie, autant la matière organique saine que la modalité morbide. Moyens ultimes suggérés par les réflexions de maîtres souverains en pareille matière, telles que PIORRY, ANDRAL, PIDOUX et LAENNEC entre autres, qui a bien dit : « *Que la guérison de la phthisie n'était pas au-dessous des forces de la nature*, » parce qu'il a compris que toute modification morbide organique pouvait et devait trouver, un jour, son neutralisant dans l'infinie variété des agents modificateurs qui existent dans le monde, mais qui n'a pas manqué d'ajouter aussi :

« Que *jusqu'à présent* l'art ne possède encore aucun moyen certain d'arriver à ce but, et que le meilleur qui lui était apparu, jusqu'à *nouvel ordre*, était la *navigation !* C'est-à-dire, évidemment l'*air marin* et l'habitation des bords de mer dans un climat doux. »

Ces moyens prétendus spécifiques offerts par l'empirisme, ordonnancés par la routine, tels que : « le dento-chlorure de mercure, le soufre, l'hydrosulfate d'antimoine, les eaux minérales hydrosulfureuses, les amers, les anti-scorbutiques, le persil, le fenouil, la ciguë, la belladone, la jusquiame, l'aconit, la saponaire, la douce-amère, l'eau de laurier-cerise, l'acide hydrocianique, la scille, les baumes de Tolu, du Pérou, de la Mecque, l'eau de chaux, les pilules de Morton, etc, le sel ammoniac, l'ammoniaque, l'azotate de potasse, les chlorures de sodium, de calcium, de barium, le mercure, les aromatiques ou les balsamiques, l'atmosphère des étables de vaches, le chlore, l'iode, l'iodure de potassium, l'oxygène, le quinquina, le fer, les phosphates ou les hypophosphites, certaines eaux minérales, — *Mont-Dore, eaux bonnes*, etc., etc., — ont pu être souvent nuisibles, à ne pas en douter un seul instant, puisque LAENNEC qui les connaissait tous, les a tous mis de côté pour ne recommander en définitive, nous le répétons, que la navigation ou l'air marin, et le séjour dans les stations maritimes à atmosphère douce, tiède et fixe. »

Eh ! comment pourrait-il en être autrement, prenons un seul de ces agents (ce que nous en dirons devra s'appliquer à tous les autres) : prenons l'*iode*, par exemple. Celui qui le premier l'a recommandé contre la phthisie connaissait-il sa manière d'agir sur l'agrégat organique sain ou malade ? Non ! je ne crains pas de le dire..

Connaissait-il en quoi consiste l'organisation morbide dite phthisique ? Hélas ! pas davantage ! Eh bien, dès lors n'est-ce pas s'abandonner aux chances du hasard que d'ordonnancer l'administration d'un agent inconnu dans son action contre une maladie inconnue dans son essence ?...

Comment donc faire ?....

Comme nous avons déjà dit de faire à la page 69. Pour la phthisie, comme pour toute autre maladie, il n'existe pas d'autre moyen de sortir d'embarras et de dormir tranquille après avoir signé une ordonnance. Cette seule façon de penser fixe l'attention sur la vraie cause toujours négligée ou méconnue des symptômes pathologiques, sur la *modification intime*, *moléculaire*, *morbide* de *l'agrégat organique*; elle apprend dans quel sens il faut étudier pour progresser; elle indique ensuite clairement que la *chimie organique microscopique*, dont on a pu dire dès 1861, dans l'*Union médicale* n° 120 page 43, « science qui marche si vite et qui ira si loin », pourra dire un jour: « telle maladie est produite par telle ou telle altération de la matière organique, par telle ou telle modification non seulement de sa constitution mais encore des conditions qui président à cette constitution; que, par conséquent, il faut employer tel ou tel remède (qu'on aura au préalable étudié dans la manière intime d'agir sur l'agrégat organique), il faut ramener ou éloigner telle ou telle condition pour faire cesser cette lésion, et rétablir la molécule organique ou l'agrégat vivant dans leur état de santé relative.» Aujourd'hui que nous sommes profondément *désabusés* de toute autre vue théorique; que toutes celles qui ne sont pas elles ont été essayées et reconnues insuffisantes pour le progrès, il y aurait de la déraison de ne pas en essayer.

« Acquérir une vue claire et définie des difficultés à surmonter est certainement le premier pas qui conduit à les résoudre; sans cette vue nos efforts ne peuvent que s'égarer et porter à faux » a dit le docteur KENNEDY, (1) et nous devons tous être de son avis, ce me semble. Essayons pour nos idées d'un passe-port étranger, peut-être seront-elles mieux acceptées. Nul n'est prophète dans son pays.

Les causes de la phthisie pulmonaire agissent donc en

(1) *Union médicale* 1859 n° 64 pag. 415.

diminuant la *vitalité*, (*mot-énigme* cachant une inconnue majeure), ce qu'elles ne peuvent effectuer selon nous, qu'en faisant descendre l'agrégat organique au dessous du terme moyen de composition matérielle, de groupement atomistique ou moléculaire, organique enfin, auxquelles sont attachées, comme des effets à leur cause, les propriétés dites vitales ou le mouvement vital : qu'en altérant l'organisation propre de cet agrégat de manière à le faire se rapprocher des limites de l'espace entre lequel oscillent les combinaisons dites organiques susceptibles des propriétés et du mouvement auxquels nous avons attaché l'idée et le nom de *vie*.

Les symptômes indiquent aussi une diminution de cette *vitalité*, mieux : une altération de cette organisation matérielle à propriétés vitales.

Quant au traitement, l'expérience démontre que les *toniques* conviennent en général mieux aux phthsiques que les *sédatifs* et les *débilitants* ou *relâchants* ! tout autant de *mots-énigmes* encore, que la chimie et le microscope dévoileront un jour dans leur action particulière, mais qui jusqu'à présent n'ont eu qu'un sens vague, indéfini, au moyen duquel nous nous entendons sans savoir cependant au juste ce que nous disons en les employant.

Une observation vague et empirique, c'est-à-dire sans bases certaines aussi, nous fait penser, en général, que l'air marin pur est *tonique* plutôt que *relâchant*; *excitant* plutôt que *débilitant*; *conservateur* plutôt que *dépressif* et *destructeur* de la forme organique douée de *vitalité* et de *vie*, et nous concluons de toutes ces remarques que l'air marin est *vital*, *tonique*, *excitant*; qu'il tend à conserver la vie, au point au moins où elle se trouve au moment de son application; qu'il peut même la *ranimer*, et que par conséquent il convient aux phthisiques dans certains lieux et dans certaine mesure. Mais en somme nous ne savons pas bien au fond ce que nous disons, et ce que nous recommandons, parce que nous ignorons en quoi consiste : 1° La *maladie* de l'agrégat organique appelée *phthisie* et 2° l'action propre de l'air marin sur cet agrégat. La vue profonde de LIÉBIG nous l'apprendra un jour, j'espère.

En attendant, contentons-nous d'être d'accord en parlant ainsi, avec un homme tel que LAENNEC, par exemple, qui avait fini par ne trouver de vraiment bon contre la phthisie que la navigation et le séjour dans les stations maritimes à air doux, tiède et calme, aidés d'un régime en rapport avec le degré de débilitation du malade : proposition qu'un fait frappant, entre mille, est venu naguère étayer de la manière la plus convaincante selon M. le docteur ED. CARRIÈRE (1), en la personne de l'Impératrice d'Autriche, qui partit de Vienne mourante et qui retourna de Madère ressuscitée, et dont la santé ne s'est raffermie que par l'action médicatrice répétée de l'air marin.

Les considérations précédentes nous ont donc mis à même de répondre, tant bien que mal, mais aussi clairement que le permettent nos connaissances actuelles en physique et en chimie, en pathologie et en thérapeutique, ainsi que le dialecte abstractif que nous avons été obligés d'employer faute d'un langage ou plus exact ou plus mathématique, nous ont permis de répondre, disons-nous, à deux des trois questions que cette seconde partie de notre travail devrait élucider ; à savoir :

1° Que l'air marin est *tonique* ou *excitant* d'une manière générale ; *vivificateur* ou *conservateur* de la forme organique dans des lieux, des conditions, avec des qualités et pour des degrés de la maladie *phthisie* plus ou moins bien déterminables et déterminés ;

2° Que l'homme de mer, vu les circonstances *anti-vitales* au milieu desquelles il vit : que les phthisiques tuberculeux, vu les causes, les symptômes et le traitement

(1) *Union* n° 112. 1863. — *Climatologie*, docteur Ed. Carrière.

reconnu bon pour eux par l'universalité des médecins, ayant besoin d'être tonifiés, ne peuvent que recevoir une modification convenable et heureuse de l'influence de cet agent.

Il nous reste donc à répondre à la troisième et à la dernière de ces questions pour compléter autant que nos mêmes connaissances le permettront, cette étude sur l'air marin et sur ses applications hygiéniques ou thérapeutiques aux marins et aux phthisiques : et pour cela il faut évidemment que, fidèles à notre manière de penser et de faire, nous cherchions par l'analyse de cet agent les raisons cachées en lui de ses propriétés et de son mode d'influence, non sur le principe vital, mais sur la matière de l'agrégat vivant.

Existe-t-il une analyse de l'air marin proprement dit? de l'air extérieur aux navires? de la portion d'atmosphère pesant sur la vaste étendue des eaux?

Je l'ignore, et si elle n'existe pas je m'explique difficilement cette lacune.

J'ai consulté bon nombre d'auteurs, et je n'ai trouvé nulle part une analyse complète de cet air. Aussi n'affirmerai-je pas qu'il contient de l'iode, du brôme ou du chlore, pas plus que du phosphore provenant ou non de cette matière phosphorescente si abondante et si apparente en elle dans certains cas, parce que je n'en ai trouvé nulle part une démonstration indiscutable. Je me bornerai à lui reconnaître les qualités que personne ne saurait lui dénier, à savoir : Une densité et une pureté plus considérable que partout ailleurs; une humidité moindre que sur les montagnes, à cause de la condensation dans et sur ces altitudes des évaporations formées par les mers : condensation produite par la différence relative des températures; et évaporations poussées par les vents journaliers de la mer sur ces montagnes, arrêtées et condensées par elles de manière à y accumuler une humidité en rapport avec cette différence de température.

A ce propos je demande la permission de rapporter un fait curieux et probant de ce que nous avançons ici.

J'habite Grasse, ville bâtie en amphithéâtre au milieu du versant sud des hautes montagnes faisant suite aux Basses-Alpes : Ville dont l'altitude est de 3 ou 400 mètres au moins, et éloignée de Cannes, bord de mer, de dix à douze kilomètres. Tous les jours à certaines heures, après le lever du soleil, le vent de mer enfile la vallée en poussant devant lui les évaporations de la mer d'autant plus fortes qu'il a fait et qu'il fait plus chaud. Ces vapeurs arrivées au contact de ces montagnes relativement moins chaudes que les bords de mer d'où elles arrivent et arrêtées par elles, s'y condensent, et forment des nuages parfois assez denses pour empêcher les rayons du soleil d'arriver jusqu'à la ville, et quelquefois pour y produire les phénomènes de la brume, du tonnerre ou de la pluie.

Un jour du mois d'août 1861, fixé pour aller à Cannes, ces brouillards étaient tellement épais sur Grasse que nous dûmes nous munir de parapluies : à moitié chemin, les limites de ces évaporations condensées étant dépassées, nous revîmes le soleil et pendant toute la journée nous fûmes littéralement grillés par ses rayons, au point qu'à notre retour à Grasse on crut que nous étions tous atteints d'érysipéle à la face. Quand on nous dit qu'à Grasse on n'avait pas vu le soleil de toute la journée, qu'il y avait plu même une partie du jour : quand on sut à Grasse, au contraire, que pendant ce temps-là un soleil resplendissant et cuisant n'avait pas cessé d'agir sur nous au bord de la mer, l'étonnement fut égal des deux côtés. A Grasse on avait eu de l'humidité, de la fraîcheur dans l'air. A Cannes de la sécheresse et une chaleur de 28 à 30 au moins!!! Évidemment un phthisique *torpide* eut été mieux placé ce jour-là à Cannes qu'à Grasse.

Les seules qualités précitées de l'air marin, même en l'absence absolue des matières de l'eau de mer — absence absolue qu'il n'est pas possible d'admettre pourtant, ainsi que nous le dirons un peu plus loin dans la note de cette 2me partie,) nous suffirait pour faire comprendre ; que s'il faut des toniques, ou *des conservateurs de la forme et de la force vitales aux phthisiques*, on peut sans crainte de se tromper les soumettre à l'influence raisonnée de cet agent.

Que peut-il résulter en effet : 1° De la plus grande densité de cet air ? sinon une plus grande proportion d'oxygène par mesure donnée ? c'est-à-dire, une plus grande quantité du *pabulum vitæ*, du régénérateur du sang veineux, du gaz vivifiant, enfin par excellence ?....

2° De la plus grande pureté jointe à cette proportion plus considérable de ce gaz bienfaisant ? sinon une hématose plus complète et plus parfaite, une *consolidation* de l'agrégat vivant en général et du pulmonaire en particulier ?

3° De cette sécheresse *relative* plus prononcée ? sinon une débilitation et un relâchement consécutifs moindres qu'ailleurs !

Les causes, les symptômes et la thérapeutique empirique heureuse de la phthisie prouvent qu'il faut des *toniques*, des *vivifiants*, des *excitants* aux hommes de mer et aux phthisiques !

Les simples réflexions qui précédent et les plus petites notions d'hygiène, de physiologie et de thérapeutique dont on serait pourvu indiquent donc la place de l'air marin, proprement dit, parmi ces agents *toniques* ou *vivifiants*.

Nous avons dit qu'il était difficile d'admettre une absence complète des diverses matières dont est composée l'eau de mer dans l'air qui pèse sur elle, et qui dans tant d'occasions se mêle à elle, se dissout en elle ; exposons les raisons qui me portent à penser ainsi :

L'eau de mer des côtes de France donne à l'analyse selon LITRÉ et ROBIN, pag. 461 de leur grand dictionnaire.

ÉLÉMENTS	POIDS obtenus pour 100 grammes d'eau de mer.		POIDS OBTENUS pour un litre d'eau.
Oxyde de fer.......		0,0003	0,003
Acide carbonique...	0,0050	0,0114	0,118
Chaux.............	0,0064		
Acide sulfurique....	0,0798	0,1357	1,392
Chaux.............	0,0559		
Acide sulfurique....	0,1635	0,2477	2,541
Magnésie..........	0,0842		
Chlore.............	0,2374	0,3219	3,302
Magnésie..........	0,0815		
Chlore.............	0,0240	0,0505	0,518
Potassium.........	0,0265		
Brôme............	0,0432	0,0556	0,570
Sodium...........	0,0124		
Chlore............	0,7854	2,9424	30,282
Sodium...........	1,1570		
		3,7655	38,625
Eau..............		96,2345	987,775
Poids total......		100,000	1025 gr. 800

Cette analyse ne dit pas tout, à ce qu'il paraît, puisque MÉRAT et DELENS affirment que l'iode y a été signalé depuis, et que quelques auteurs y admettent une substance oléagineuse et phosphorescente, ou matière organique particulière formée par les nombreux êtres organisés qui y naissent, y vivent, y meurent et s'y décomposent sans cesse, et dont l'abondance semble plus grande sur le rivage et à sa surface qu'en pleine mer et à une certaine profondeur. L'eau de la mer Morte a offert en outre à GEMLIN, des hydrochlorates d'albumine (admis aussi par GAUBIUS dans l'eau des autres mers) et d'ammoniaque.

Or, il ne peut pas être permis ni possible à un marin, ou à un habitant des bords de la mer, qui auront vu des orages et observé leurs effets, d'admettre qu'un air qui pèse sur une eau composée de tant de matières ne soit pas aussi quelquefois mêlé avec elle, et ne devienne pas aussi peu simple et autant complexe qu'elle.

Voyez un navire luttant contre une tempête, ou fuyant devant elle et disparaissant presque dans des tourbillons d'un air dense, blanchâtre, saturé de vapeurs d'eau de mer pulvérisée et brisée par le choc des vagues ou la rencontre des flancs du navire, et soulevée par la violence du vent jusqu'au sommet des mâts, de manière souvent à changer toute la surface visible de la mer en plaine blanchâtre à apparence neigeuse, sur laquelle passe avec la rapidité de l'ouragan un air saturé de vapeurs d'eau broyée, dissoute ou amalgammée avec cet air qui l'étreint, et avec lequel ces vapeurs se dispersent au loin ! Allez, après le mauvais temps, visiter ce navire, et vous reconnaîtrez que tous les cordages, toutes les manœuvres jusqu'au plus haut de la mâture sont imprégnés des matériaux cristallisés ou non de l'eau de mer, et osez dire ensuite que les marins ne respirent jamais et seulement qu'un air plus pur et plus oxygéné qu'à terre ?

Observez les vagues se briser avec violence aux pieds des falaises et remonter en pluie fine ou en poussière aqueuse jusqu'au haut de ces falaises ; Ayez un jardin tout au bord de la mer, comme l'auteur en a eu un, et comme il a bien promis de ne jamais plus en avoir, et après un vent fort venant du large, trouvez le matin la terre de ce jardin recouverte d'une légère couche blanchâtre salée, les ovaires de vos fraisiers noircis, les fleurs de vos arbres fruitiers flétries... Sortez de ce lieu ainsi stérilisé et allez dans la direction que suivait le vent pour reconnaître jusqu'où la vapeur d'eau de mer soulevée et entraînée par ce vent ou formée par le brisement des vagues sur la plage, a pu être portée, et vous serez étonné du long espace parcouru par cette vapeur, dont la présence ne pourra être niée par personne attendu le goût salé des feuilles des arbres éloignés souvent de plusieurs kilomètres des bords de l'eau.

Remarquez bien tous ces faits et dites, si les phthisiques qui viennent habiter les stations maritimes ne sont pas soumis dans ces stations à toute autre chose qu'à un air seulement plus sec, plus pur et plus oxygéné que celui des autres lieux ; et si les médecins qui leur conseillent ces stations ne doivent pas tout faire pour connaître le mode d'action de ces différents corps entrant dans la composition de l'eau de mer, lesquels peuvent plus ou moins souvent, agir sur leurs clients pendant le séjour qu'ils font dans la station maritime choisie ?...

Nous sommes donc arrivés au moyen de la méthode analytique appliquée à l'appréciation de l'organisme *phthisiquement* malade et de l'action de l'air marin, à des conséquences bien différentes de celles que le docteur R*** a tirées de ses observations à bord des navires et dans les hôpitaux de la marine, puisque nous pouvons affirmer par ces conséquences ce que nous avons avancé de l'air marin page 78 et à la page 73, et de l'organisme altéré par la phthisie à la suivantes ; c'est-à-dire que l'air marin est *tonique*, *vivifiant* ou conservateur de la forme organique ; que l'organisme d'un phthisique est débilité, que sa *vitalité* est diminuée d'une manière générale ; que les marins sont incessamment soumis à des causes débilitantes ; et en définitive que l'action de cet air marin convenablement et à propos administré ne peut qu'être avantageux aux uns et aux autres.

Je sais bien que l'on pensait en général et que l'on agissait ainsi avant M. R*** ; que l'expérience et l'empirisme avaient fini par apprendre qu'il fallait réellement penser et agir de même. Mais savait-on bien ce que l'on faisait ? et pouvait-on en donner aux autres et à soi-même des raisons ou preuves suffisamment convaincantes tant qu'on est resté dans les simples données d'une expérience routinière et d'un empirisme non scientifique ? Evidemment non ! et ce qui le prouve c'est la non-fixité des opinions médicales, non consolidées par l'intervention de la science sur toutes ces questions d'une importance aussi grande pourtant ; non-fixité prouvée d'une manière irréfragable par les réponses toutes différentes à ces mêmes questions faites par le doct. R***, et par le consentement tacite accordé à ces réponses contradictoires de ce qu'on savait par le premier corps médical de France pour ne pas dire du monde.

L'air marin est tonique et conservateur de la forme organique dans des limites voulues et avec certaines conditions, avons-nous dit : en attendant les preuves directes que nous supposons à bon droit pouvoir un jour nous être données par l'histologie chimique et microscopique, glanons des preuves indirectes partout où nous pourrons raisonnablement en demander et en trouver.

Comment reconstitue-t-on les organismes débilités ou chlorotiques surtout ? ..... En leur restituant les matériaux nécessaires pour la composition des agrégats vitaux dont nous sommes formés.

Quels sont ces matériaux ?

Ne sont-ce pas (1) l'oxygène, l'azote, l'hydrogène, le

(1) Voir Blainville et les leçons de M. Cl. BERNARD, *Revue des Cours Scientifiques* n° 22, 1864.

carbone, le phosphore, le chlore, le fluor, le silicium, le calcium, le sodium, le potassium, le magnésium, le fer? l'électricité et le calorique?

Eh bien voyez si l'eau et l'air de la mer manquent de toutes ces substances? cherchez un agent qui réunisse dans une dose donnée, une aussi grande quantité de tous ces éléments sans lesquels on ne peut concevoir l'organisme? et si vous n'en trouvez pas, avouez qu'on agit rationnellement et scientifiquement en entourant un organisme débilité comme celui des phthisiques; un organisme qui a besoin de lutter contre cent causes de maladies comme celui du marin; en les entourant, dis-je, de cet air ainsi constitué! Dans une circonstance à jamais déplorable, on entendit une voix sacrilége dire : tuez! tuez, toujours! Dieu saura bien reconnaître les siens! ici, je crois que nous pouvons dire aux médecins et aux malades, en parodiant ces horribles invitations : envoyez! envoyez vos malades phthisiques aux bords de la mer; faites leur respirer cet air — menstrue de ce qui leur fait défaut pour que leur parties organisées puissent continuer à vivre, —en prenant toutefois les précautions nécessaires pour la réussite du remède, et l'organisation, cette machine à vivre, comme disait Napoléon Ier, saura bien reconnaître et prendre ce qu'il lui faut pour continuer à fonctionner aussi bien et autant que faire se pourra.

Les précautions à prendre dont nous venons de parler, ont été fort bien indiquées par le docteur DE PIETRA SANTA dans sa note sur l'influence des climats du midi de la France sur les affections chroniques de la poitrine (1).

« Se rendre *de bonne heure pendant la saison froide* dans la station choisie, laquelle comme nous l'avons déjà dit, doit être douée d'une température tiède, régulière, *aussi*

(1) Voir l'*Union*, n° 116, 1863, page 594.

fixe que possible. » S'astreindre à des règles d'hygiène bien entendues, *dont la principale réside dans l'observation de la journée médicale*, période comprise entre dix heures du matin et trois heures de l'après-midi en plein hiver. User de peu de *drogues*, surtout de celles qui en occasionnant un calme trompeur, *affaiblissent* et agissent par conséquent à l'inverse de l'indication principale et essentielle à remplir : car, ne pouvant souvent pas guérir il faut au moins ne pas nuire ; et le reste !.... à la grâce de Dieu !..... à l'impossible nul n'étant tenu.

Nous avons souligné les deux indications majeures à remplir pour ne pas annuler le bien que l'on va chercher dans les stations maritimes méridionales tempérées.

Le froid est un *sédatif* puissant, il doit donc être évité par ceux qui sont atteints d'une maladie produite par des causes directes ou indirectes altérantes, manifestant des symptômes qui indiquent une diminution des *forces vitales*, c'est-à-dire une *modification* actuellement *sédative* de l'organisme, laquelle exige un traitement *tonique*, c'est-à-dire encore, non *sédatif*. Voilà pourquoi M. le docteur DE PIETRA SANTA a eu raison de recommander d'abord, de se rendre de *bonne heure* dans la station choisie ; et une fois là, de *n'y subir l'influence de l'air extérieur que pendant les heures où il est tiède et non variable.*

Je sais que beaucoup de personnes, mêmes médicales, pensent que le froid est un *tonique !* un *excitant !* oui ! mais à la manière de l'opium c'est-à-dire consécutivement, et indirectement; c'est l'idée contraire qui est vraiment une *funeste erreur !* la modification primitive et sédative de ces deux agents, suivie d'un calme correspondant des parties malades, détermine une congestion accompagnée d'une réaction locale relative qui a fait croire à une puissance tonique ou excitante directe des deux ; laquelle réaction, si elle s'opère dans des tissus malades *affaiblis* et en train de désorganisation, y augmente les chances de la destruction de cette forme, et de la composition organique de l'agrégat vivant, selon des proportions variables et relatives au degré du mal et à celui de l'action du moyen. Un froid continué trop longtemps produit la mort du tissu, suivie de la cessation de ses actes organiques : une trop forte dose d'opium ou une trop longue et trop permanente influence de cet agent, produisent la cessation d'action de ce grand ressort nerveux, dont la fonction est la plus importante des conditions de la vie ; laquelle cessation est précédée d'une modification anormale de l'agrégat nerveux et des autres combinaisons matérielles vivantes, qui équivaut parfois à la mort de ces parties organiques, et qui souvent n'est pas autre chose qu'elle.

Combien en ai-je vu de ces pauvres malades dont la vie avait été plus ou moins raccourcie par le prétendu *tonique calmant, opium ! !*... s'il produisait toujours au moins un calme bienfaisant !... Si une fois l'incurabilité d'une maladie étant bien reconnue, il aidait toujours à passer doucement, agréablement même, de ce monde si peu regrettable pour le plus grand nombre mais surtout, et en particulier, pour ceux qui souffrent d'un mal qui leur enlève même l'espérance ! !.... mais il s'en faut : et naguère encore un confrère d'un âge moyen, atteint d'un état morbide chronique de l'estomac qui, j'en suis convaincu, aurait pu être avantageusement modifié et guéri peut-être, par un changement de régime et l'emploi de tout autre remède que le *calmant morphine*, est arrivé en peu d'années à une mort horrible, à cause des souffrances affreuses qu'il a eu à supporter, par l'abus qu'il n'avait pas cessé de faire du dit calmant. Il marchait toujours avec une boite de pilules morphinées dans sa poche!

Or le froid n'est pas plus tonique et réconfortant que l'opium, et si le froid était un vrai tonique c'est au *Spitzberg* et non à Madère qu'il faudrait envoyer les phthisiques, et qu'il aurait fallu accompagner l'Impératrice d'Autriche.

Ceci me conduit à noter et à désigner aux méditations de nos maîtres, une autre contradiction thérapeutique que nous commettons tous quand nous avons à traiter des malades atteints ou supposés atteints de phthisie. Nous finissons toujours par les envoyer ou aux stations maritimes hivernales (il aurait probablement fallu commencer par là) ou aux *Eaux Bonnes* par exemple, ou à celles du *Mont-Dore* ! et cependant, l'air des bords de la mer est très-dense, plus sec, mieux, moins humide et plus chaud que sur les montagnes; plus oxygéné que dans les hauteurs; imprégné de matières nombreuses toutes plus ou moins conservatrices de la forme et des combinaisons organiques : tandis que celui des grandes altitudes pyrénéennes ou autres, est beaucoup plus léger, contient une quantité d'oxygène relativement si petite, « *qu'il est nuisible pour les enfants, qui n'y trouvent pas la quantité dont ils ont besoin pour une réparation organique complète* (1), il est imprégné d'une quantité plus ou moins considérable de vapeur d'eau, et ne renferme pas les matières pouvant aider la forme et la combinaisou matérielle organique à persister, à se conserver, à se rétablir, dont abonde l'air marin; et cependant ainsi constitué on a cru pouvoir dire depuis longtemps, et nous l'avons tous fait, et M. le docteur Piétra Santa s'est cru autorisé à le répéter; « cette atmosphère ainsi constituée exerce une influence très heureuse sur les affections chroniques de la poitrine. Elle forme, *dans des cas particuliers*, un auxiliaire puissant de l'action bienfaisante des eaux thermales sulfureuse répandues dans ces montagnes. »

Quels sont ces cas particuliers?

Evidemment ce ne peut être que ceux des sujets qui ont besoin d'une *diète respiratoire*, et qui craignent *l'excitation* des tissus malades pulmonaires ! Et cependant, les eaux

(1) *Union Médicale* n° 126 1862, page 162.

sulfureuses auxquelles on soumet ces malades ne sont pas classées parmi les remèdes sédatifs ! Il est vrai que LAENNEC, qui connaissait ces eaux, ne les a pas plus placées parmi les moyens définitivement curatifs de la phthisie que les autres remèdes vantés pour la guérison spécifique de cette désolante affection ; et qu'on ne peut guère aujourd'hui considérer ces eaux que comme un moyen *perturbateur* dont l'action immédiate ou consécutive, a besoin d'être étudiée et mieux précisée (1).

Rappelons-nous ensuite qu'il est résulté de la discussion qui a eu lieu à la Société d'Hydrologie (2) entre MM. MASCAREL et PIDOUX : que les eaux des Pyrénées donnent lieu à des *congestions hémoptoïques ;* et que celles du Mont-Dore, au contraire, décongestionnent les poumons (3); que les premières peuvent augmenter davantage les chances de désorganisation pulmonaire, ou empêcher plus certainement a résolution de l'engorgement des voies respiratoires; et que les secondes peuvent d'une manière générale diminuer les chances locales de désorganisation du parenchyme pulmonaire et rendre plus facile la résolution de son altération : Que les premières sont donc beaucoup moins insignifiantes que les secondes : Qu'elles nécessitent un diagnostic plus précis quant à la cause et au degré du mal que celles-ci ; car, quoique la phthisie ne soit pas seulement une phlegmasie chronique du poumon, toute congestion de cet organe, pouvant aboutir à des actions et à des réactions moléculaires phlegmasiques, ne peut qu'ajouter au mal local existant (*tubercule*) un état qui l'aide à mieux, plus tôt, et plus facilement désorganiser le parenchyme malade. En dernière analyse n'oublions pas que les eaux sulfureuses sont des moyens perturbateurs ou substitutifs très actifs, tandis que celles du Mont-Dore sont des agents modificateurs substitutifs peu

(1) Voir la 3me partie sur la révulsion.
(2) *Annales de la Société d'Hydrologie*, *1863*, *1864*.
(3) Résultats que l'analyse de ces causes explique.

actifs et par cela même beaucoup moins à craindre ; et que, par conséquent, il résulte de tout ce que nous connaissons de la phthisie pulmonaire et de ses traitements, pour nous au moins, que l'on peut trouver des indications très fréquentes de l'air marin et des stations maritimes connues, moins nombreuses, des eaux du Mont-Dore, et très rares, des sulfureuses pyrénéennes, puisque évidemment, le *quitte* ou *double* est plutôt et plus certainement joué avec ces dernières eaux qu'avec les deux autres moyens cités.

Que manque-t-il à tout ce que nous venons de dire sur la phthisie et sur l'air marin ?

Ce qui manque à l'étude de toute maladie et de tout autre agent médicamenteux :

1° La connaissance intime de la modification atomistique de l'organisme ou de l'agrégat organique malades :

2° La connaissance exacte de ce qu'il faudrait faire pour amender ou faire cesser cette modification morbide :

3° La connaissance de la manière d'agir sur cet agrégat, ou sur cet organisme, des moyens médicamenteux à employer pour obtenir cette cessation.

Voyez ensuite, en réfléchissant bien, à quoi se réduirait l'étude de toute maladie et de toute médication si l'on connaissait tout cela ! à quelques pages ! souvent même à quelques lignes ! pourvu qu'elles continssent des propositions semblables aux suivantes :

1° La phthisie, par exemple, est due à une modification morbide générale ou locale constituée par tel ou tel état matériel des agrégats organiques :

2° Il faudrait pour ramener ces agrégats au mode de composition normale, produire en eux telle ou telle mofication :

3° Tel ou tel agent, l'air marin par exemple pour la phthisie, peut produire ce changement favorable :

Donc, etc., etc., etc.

Voilà tout ce qui remplacerait avantageusement les

incessantes et innombrables divagations parlées ou écrites qui se répètent le long des siècles, sur des *mots* ayant pour chacun une valeur et un sens différents. (1)

Dans une troisième partie nous apprécierons théoriquement et critiquement les idées et les termes médicaux contenus dans les deux premières divisions de cette étude. Idées et termes dont nous avons été obligés de nous servir pour faire comprendre notre pensée, faute de ces quelques connaissances précises, indispensables pourtant, pour en fixer définitivement la valeur réelle ; et si ensuite après le travail de M. Garnier « *de l'influence de l'air marin sur la phthisie pulmonaire* (2) et le mien, on peut continuer à dire « *que la question mise au concours par l'Académie en 1855*, *reste toujours avec la réponse de M.* Rochard, *aucun travail sérieux n'étant venu encore ébranler ses conclusions.* » force nous sera d'avouer que nous aurons peu compris la question mise au concours.

MARTINENQ, docteur médecin.

(1) Voir et méditer la magistrale leçon d'ouverture de M. Cl. Bernard dans la *Revue des Cours scientifiques*. 31 décembre 1864, 2me année. n° 5. Leçon qui servira de point de départ pour la réédification de l'édifice médical écroulé, sur les ruines duquel nour marchons depuis Broussais. Quoiqu'en dise le respectable confrère R. C. E. Edouard Auber dans ses institutions d'Hippocrate, qui, vu l'époque et ses tendances ne nous semblent pas plus arriver à propos, que telles ou telles autres publications rétrogrades, dont toutes les époques de transition sont ordinairement empêchées.

(2) Séance de l'Académie de médecine du 24 septembre 1861. *Union Médicale* n° 116.

NOTES DE LA DEUXIÈME PARTIE.

NOTE 1. — *Page 107.*

L'air marin agit-il autrement que par sa plus grande densité, sa plus incontestable pureté, sa fraîcheur relative, etc., etc.?...

En d'autres termes : — L'air marin, contient-il quelques parties des matériaux dont est composée l'eau sur laquelle il pèse?...

Une analyse exacte de cet air faite sur différents points des rivages infinis que la mer baigne, pourrait seule répondre catégoriquement à cette question.

Cette, ou ces analyses existent-elles?..... J'ai déjà dit que je l'ignorais et que je les demandais à hauts cris, dans le cas inconcevable où elles n'existeraient pas malgré tant de discussions, même académiques, sur son mode d'action ; car, n'est-il pas bien évident que les seules bases à donner à ces discussions sont des analyses semblables? En attendant qu'elles arrivent, voici ce que j'ai observé et ce qui peut aider à répondre à ce *desideratum*, dont l'irrésolution entache presque de nullité les raisonnements les plus logiques et les mieux fondés.

Un soir brillant du 4 juillet 1864, j'étais à Nice sur la promenade dite des Anglais : Longue chaussée de plusieurs kilomètres, élevée de cinq ou six mètres au-dessus du niveau de la mer, dont elle n'est guère éloignée que de trente à quarante mètres, et formée de deux allées d'arbres ou d'arbustes séparées par une distance de huit mètres seulement ; le ciel était d'une profondeur admirable, l'air calme et tiède, la mer tranquille et aphone ! la vie devait avoir tout son prix pour les organisations saines et les consciences pures. Je respirais à pleine poitrine et j'éprouvais un bien-être intime indescriptible.

La question ci-dessus posée me revint à l'*esprit*, c'est-à-dire que mon cerveau impressionné par les choses et les lieux au milieu desquels je me trouvais, devint le siége d'une série successive de modifications y relatives, qui devaient aboutir à cette demande par laquelle il avait été plus d'une fois mis en action, et l'idée de goûter les feuilles des arbres de l'allée la plus voisine de la mer, le long de laquelle je me trouvais, me prit. Je les trouvai plus ou moins salées; et, pressé de conclure comme nous le sommes toujours tous, je me dis : la question est jugée, l'air marin contient des matières salines en dissolution.

Rendu chez moi je me demandai cependant comment il fallait se rendre raison du transport des matériaux salins de l'eau de mer sur ces plantes? et je ne trouvai que deux voies ou moyens admissibles, l'*évaporation*, puis *le transport par les vents* de cette eau de mer pulvérisée par des chocs, ou par la violence de ces mouvements aériens.

Sachant que si l'iode, que si le chlore, que si le brôme, etc., etc., sont volatilisables, les iodures, les chlorures et les bromures ne le sont pas, j'eus de la peine à admettre que l'évaporation seule pût être la cause de ce transport incontestable pourtant; et, me rappelant les masses de poudre d'eau de mer soulevées et portées au loin dans les mauvais temps par les vents, je me trouvai disposé à renoncer à l'évaporation comme cause du fait observé, à ne l'attribuer qu'à un déplacement mécanique de la poussière de l'eau de mer, et j'arrivai à me poser cette autre question :

Si l'évaporation était cause de la salaison des plantes de la promenade, les deux allées devraient être également salées; cette évaporation ne se faisant pas par zônes ou par tranches comme la distribution des ovules de M. PASTEUR; mais s'effectuant partout le long de la plage de Nice avec une égale et successive rapidité ou égalité; et les vents qui transportent cette évaporation abondante et incessante sur la terre, devant aussi bien la mettre en rapport avec l'allée du bord de mer, qu'avec celle qui lui est parallèle et qui n'en est séparée que par huit mètres ?. .

Je renvoyai donc au lendemain, la vérification de cette réflexion.

A peine levé, je courus à la place que j'avais occupée la veille, je goûtai les deux allées, et celle qui n'était pas la plus voisine de la mer quoique aussi bien couverte de poussière que l'autre, ne me donna aucune sensation de salaison.

Je conclus donc, de ce second fait, et avec d'autant plus de plaisir que je me trouvais d'accord avec ce que je sais de la non volabilité des sels contenus dans l'eau de mer : que la salaison des objets avoisinant la mer était due au transport mécanique de la poussière d'eau produite par l'agitation des ondes, par leurs chocs et leur brisement sur la plage, les rochers ou les bases des falaises ; que par conséquent : l'air marin, dans les stations maritimes, n'agit guère que par ses qualités simples, reconnues, déjà citées, et nullement par sa salaison ; attendu : 1° la distance où sont ordinairement les maisons d'habitation, des plages ; distance toujours plus grande que celle qui sépare la deuxième allée de la promenade des Anglais du bord de la mer; et, 2° l'habitude où les malades sont de ne pas se tenir tout près des limites des vagues pendant les tempêtes ou les mauvais temps susceptibles de pulvériser l'eau de mer, et de chasser cette poussière saline, qui ne s'élève jamais assez haut pour atteindre un premier étage pour peu qu'il soit élevé, à des distances toujours peu longues du bord de mer et relatives à leur degré d'impulsion : Que par conséquent, si l'indication de respirer un air vraiment salin existait, c'est principalement en soumettant le malade à la navigation, ainsi que le conseillait Laennec, que l'on pourrait la remplir; parce qu'il est rare qu'un voyage sur mer finisse sans avoir éprouvé un coup de vent assez fort pour mêler à l'air que respire l'équipage des navires, une certaine quantité de poussière d'eau de mer, pendant un temps relatif à la durée du mauvais temps. Voilà pourquoi LAENNEC a eu raison de ne pas se contenter de recommander seulement le séjour dans les stations maritimes, mais encore la *navigation !*

Comme complément à cette observation de Nice, je rapporterai la suivante faite à Cannes quelques jours après. A 40 mètres du bord de la mer il y a, sur la promenade de Cannes, une grande corbeille de plantes servant à embellir les lieux. Eh bien ! la plage de Cannes étant abritée par le cap de la Croisette et par les îles de Lérins, ainsi que par le môle, des grands mouvements de la mer que les vents de S. E. et de S. O. déterminent ordinairement sur les côtes nord de la Méditerranée, j'ai goûté les feuilles de toutes ces plantes, et aucune ne m'a donné la sensation salée de l'eau de mer, quoique cependant à Cannes l'évaporation soit aussi forte et aussi continuelle qu'à Nice !

Le trente août et après un vent très-fort de Sud-Ouest, me retrouvant sur la même promenade des Anglais à Nice, je voulus compléter mon observation en goûtant les feuilles des deux allées. Or voici ce que je notai : les feuilles extérieures de l'allée la plus voisines de la mer étaient salées ; tandis que les feuilles intérieures de cette même allée, c'est-à-dire celles qui regardent non la mer mais la promenade ne l'étaient que très-peu, par places.

Les feuilles intérieures de l'allée voisine des maisons, celles par conséquent qui sont tournées vers l'espace destiné à la promenade et vers la mer aussi, lesquelles ne sont éloignées de la première allée que de huit mètres, ainsi que nous l'avons dit, n'étaient que très-peu et *douteusement* salées, tandis que les feuilles de cette même allée qui regardent les maisons ne l'étaient pas du tout !... plus tard et après une pluie abondante suivie de plusieurs jours de beau temps sans grands vents, aucun des arbres des deux allées ne donnait plus la sensation saline.

Je possède un jardin sur le littoral du golfe de la Seyne et de Toulon. Pendant longtemps le mur d'enceinte de ce jardin n'était qu'à quatre mètres du bord de la mer; aussi, après chaque bourrasque de N. O. (mistral) — vent qui battait en flanc ce mur— la terre de ce jardin était blanche de sel, et toutes les plantes étaient aussi plus ou moins salées, et stérilisées pendant toute l'année si le mauvais temps avait régné pendant la floraison.

Depuis quelques années un grand atelier, dit des forges et chantiers de la Méditerranée, est venu s'établir à la Seyne ; un comblement considérable des bords de la mer voisins de mon jardin, a été effectué ; le mur d'enceinte de cette petite propriété est maintenant à quatre-vingt ou cent mètres au moins de cette mer; des piles de bois, des toitures, des magasins élevés, intérieurs, la protègent en outre contre la furie du mistral (N.-O.) et depuis lors la couche blanche n'a plus paru sur la terre, et les plantes ainsi que les arbres non seulement ne sont plus salés ni stérilisés, mais indiquent une végétation extrêmement vigoureuse et productive.

De tous ces faits d'observation ne me serait-il pas permis de conclure, en attendant la sanction des analyses réclamées avec instance :

1° Que l'air marin, pendant le calme ou les brises modérées, n'agit que par ses qualités propres et indépendantes des matériaux composant l'eau de mer.

2° Que les qualités salines qu'il acquiert quelquefois, ne lui sont ajoutées que par des vents assez forts pour pulvériser la superficie de la mer, et mêler cette poussière d'eau salée à la partie voisine de l'air agité et déplacé par le vent régnant.

3° Que ce mélange n'a lieu, sur les bords de la mer

surtout, qu'avec les portions les plus basses de cet air.

4° Que, très-exceptionnellement, ce mélange atteint la hauteur d'un premier étage; qu'il ne s'étend guère aussi qu'exceptionnellement à plus de 50 à 60 mètres.

5° Que par conséquent, les maisons des stations maritimes, qui sont pour la plupart bâties à des distances plus grandes des bords de la mer, ne permettent qu'exceptionnellement à leurs habitants de respirer un air doué des qualités de l'eau de mer :

6° Et, que si l'on veut remplir cette indication, il faut, ou habiter des maisons très-peu éloignées du bord de l'eau pendant les grands vents battant en côte, ou parcourir les mers à bord d'un navire, qui tôt ou tard sera soumis à l'influence d'un grand vent ou d'une tempête même, et pourra, étant enveloppé plus ou moins souvent d'un air mêlé à une dose plus ou moins considérable de poussière d'eau salée, faire ainsi subir au navire et à ses habitants l'action des parties salines contenues dans l'eau de mer, et la constituant.

7° Enfin, qu'il n'est rien enlevé de plus à l'eau de mer. que de l'eau simple à l'état de vapeurs par l'action du calorique solaire; et que, par conséquent, l'évaporation incessante et énorme des mers ne fournit à l'atmosphère que des vapeurs du composé d'hydrogène et d'oxygène appelé *Eau*.

Ce que nous venons de dire est vrai de la quantité des matières contenues dans l'eau de mer appréciable par nos moyens ordinaires d'analyse, mais un nouvel instrument est venu au secours de l'insuffisance de nos organes, et de ceux connus jusqu'à présent. C'est le *spectroscope*.

Voyez dans la *Revue des Cours scientifiques*, n° 45, 1864 (Cours de M. Lucca, chimiste napolitain), ce passage remarquable, pag. 643.

« Ce procédé pour reconnaître les métaux est d'une extrême sensibilité; et pour s'en convaincre il suffit de rappeler l'expérience de BUNSEN et KIRCHOFF. Trois milligrammes de chlorate de soude mêlés à un peu de sucre de lait furent brûlés dans une chambre de la capacité de soixante mètres cubes; or, le spectroscope situé à une grande distance de l'endroit où se produisait la combustion, indiquait déjà la ligne jaune caractéristique du sodium. Par un calcul très simple on constate que l'air a du porter, par seconde, 1/3 de billionième de gramme de sel de soude; et que par conséquent on en doit conclure, qu'avec un pareil instrnment on peut reconnaître une fraction de matière que ne pourraient pas revéler tous les autres moyens dont la science dispose.»

« L'excessive sensibilité de cette réaction explique pourquoi l'air des laboratoires et des *lieux voisins de la mer* présentent presque constamment la réaction du sodium. Il suffit, en effet, d'agiter un objet ou d'épousseter un livre pour que la réaction du sodium se produise subitement, et cela grâce à la grande diffusion dans la nature du chlorure de sodium si abondant dans les eaux marines.»

Nous n'avions donc pas tort de ne pas admettre l'absence absolue des matières qui composent l'eau de mer, dans l'air qui pèse sur elle. Si la plupart de ces matières ont paru jusqu'à présent non susceptibles de volatilisation, c'est, sans doute, que nous n'avions pas encore trouvé le moyen pouvant indiquer les proportions extrêmement minimes par lesquelles certaines de ces matières, sinon toutes, peuvent se volatiliser.

L'ignorance affirme carrément, la vraie science doit toujours laisser prudemment une porte ouverte pour l'imprévu, et l'inconnu surtout, qui est encore bien plus considérable que le connu.

Ainsi donc, si par le moyen du spectroscope on venait à découvrir que des doses de ces mêmes matières, inappréciables par les moyens ordinaires, sont cependant contenues en plus grande quantité dans l'air des stations maritimes que partout ailleurs, il faudrait en conclure définitivement que cet air agit toujours, en quelque lieu des plages maritimes qu'on se trouve, autrement que par toutes ses autres qualités seules.

A l'œuvre donc ! intelligences d'élite qui savez assez bien manier ces instruments d'analyse, pour dérober à la nature ses secrets les plus intimes. Douez la science d'une analyse plus profonde et définitive de l'air marin, et la seule base d'une discussion vraiment scientifique et fructueuse sera trouvée; et des conclusions positives et sûres sur la valeur thérapeutique de cet agent si puissant et si répandu, pourront enfin être prises et rallier tous les bons esprits.

Quant à nous, après avoir noté les points essentiels à éclaircir, nous demandons la permission de nous effacer par sentiment de notre incompétence expérimentale.

A chacun sa tâche, il y en a bien suffisamment pour tous !

www.ingramcontent.com/pod-product-compliance
Ingram Content Group UK Ltd.
Pitfield, Milton Keynes, MK11 3LW, UK
UKHW021105200726
13857UKWH00003B/1095